D1876319

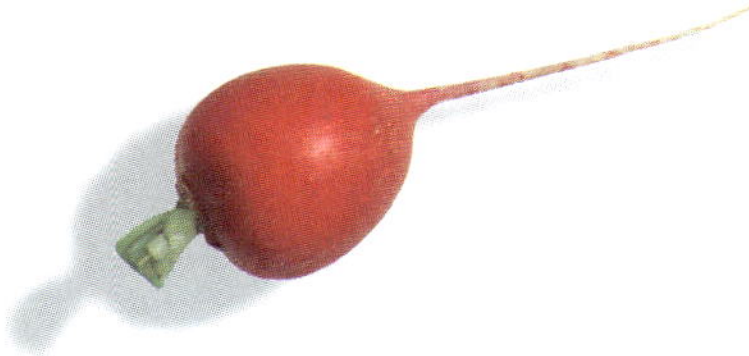

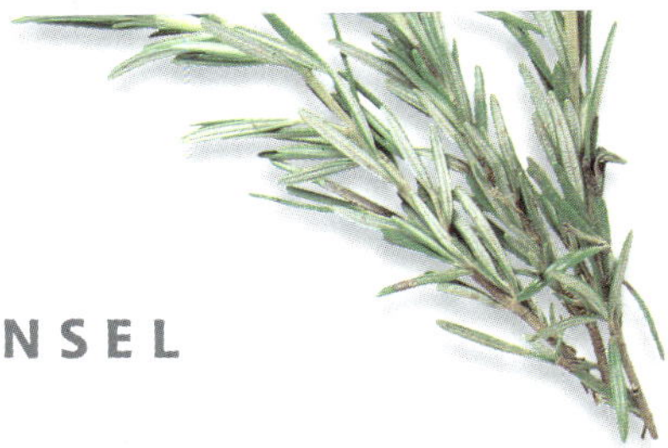

WOLFGANG HENSEL

Heilkraft aus dem Garten

Gemüse, Obst und Kräuter

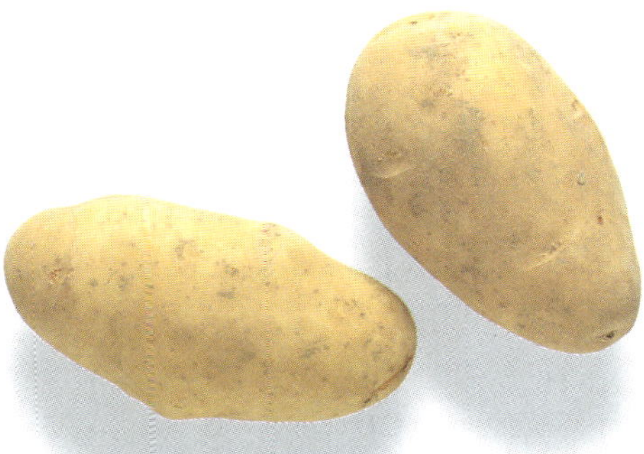

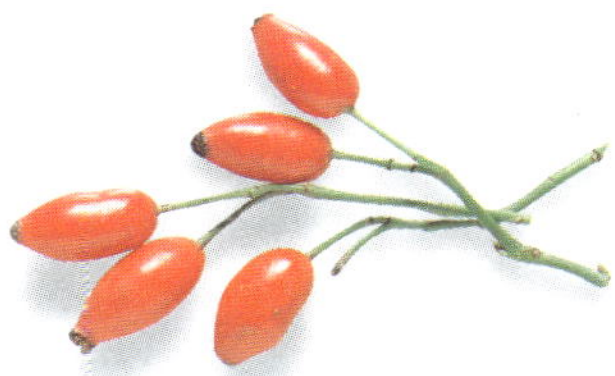

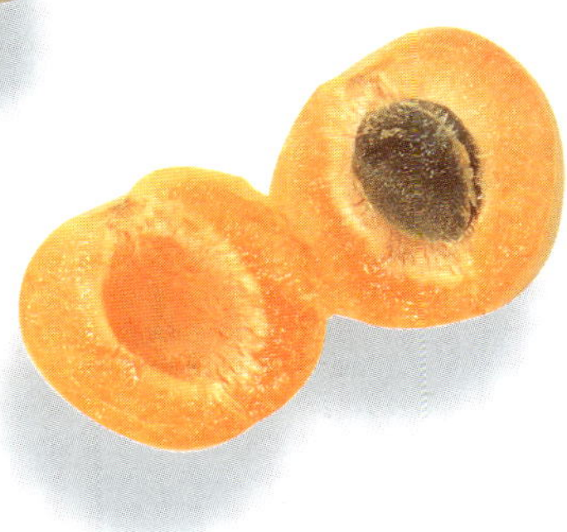

Inhalt

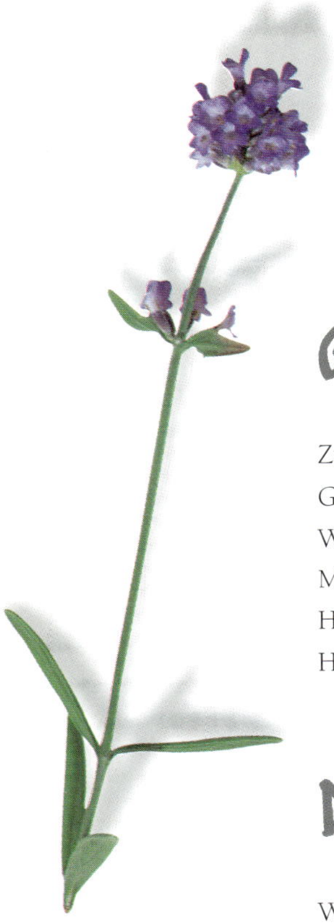

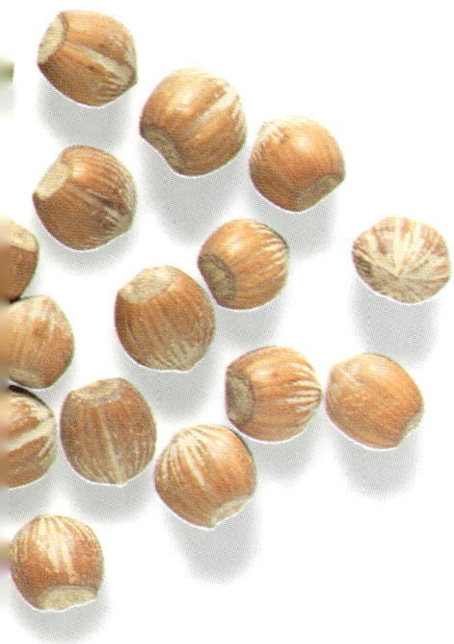

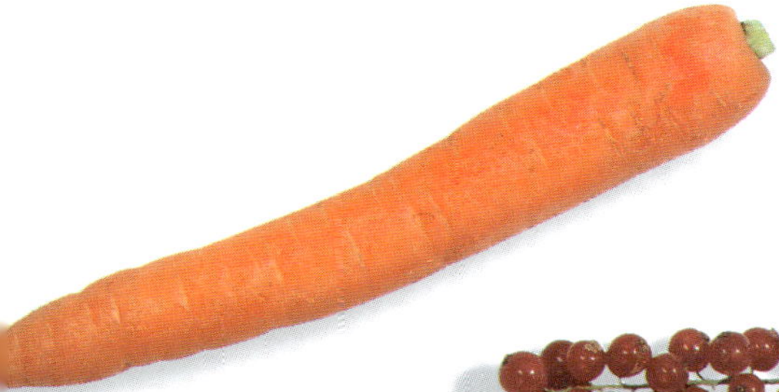
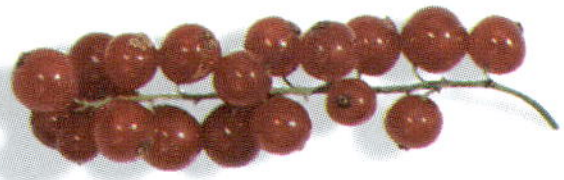
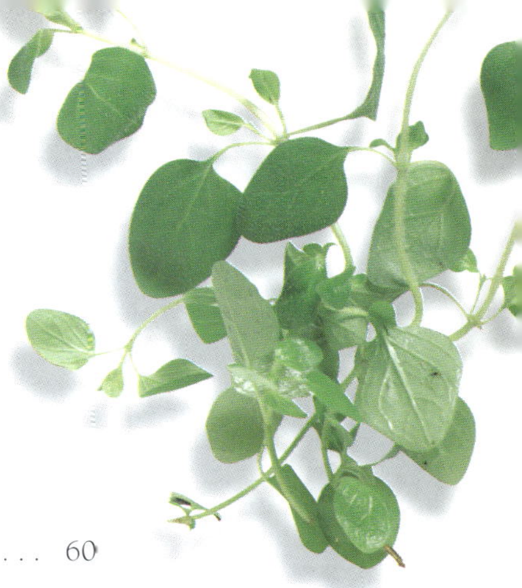

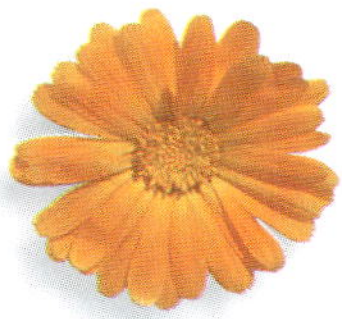
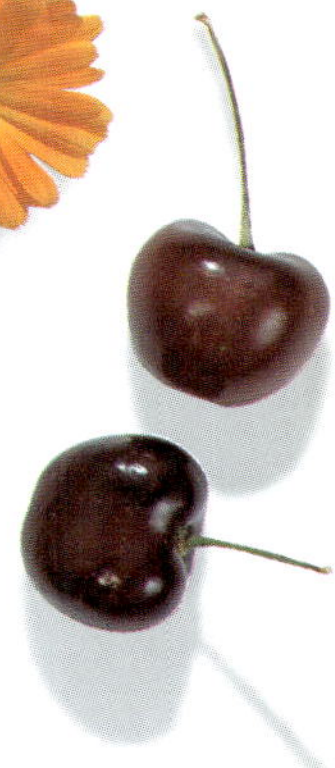

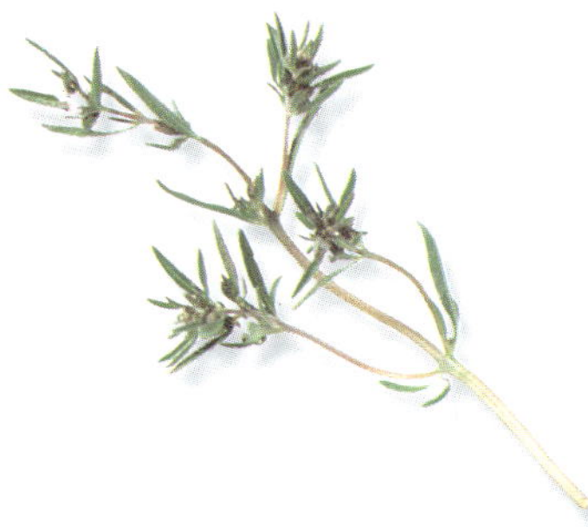
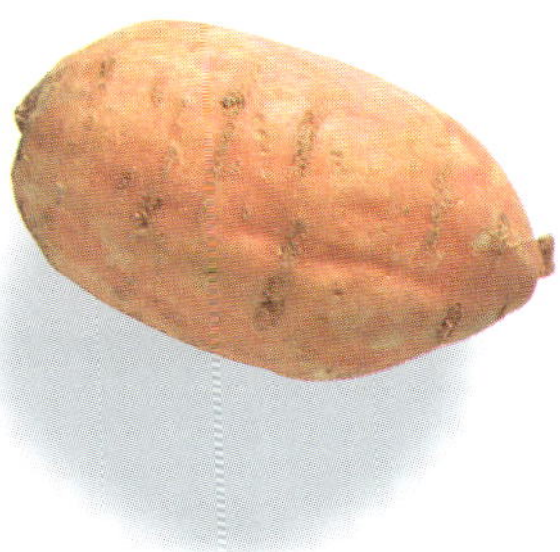

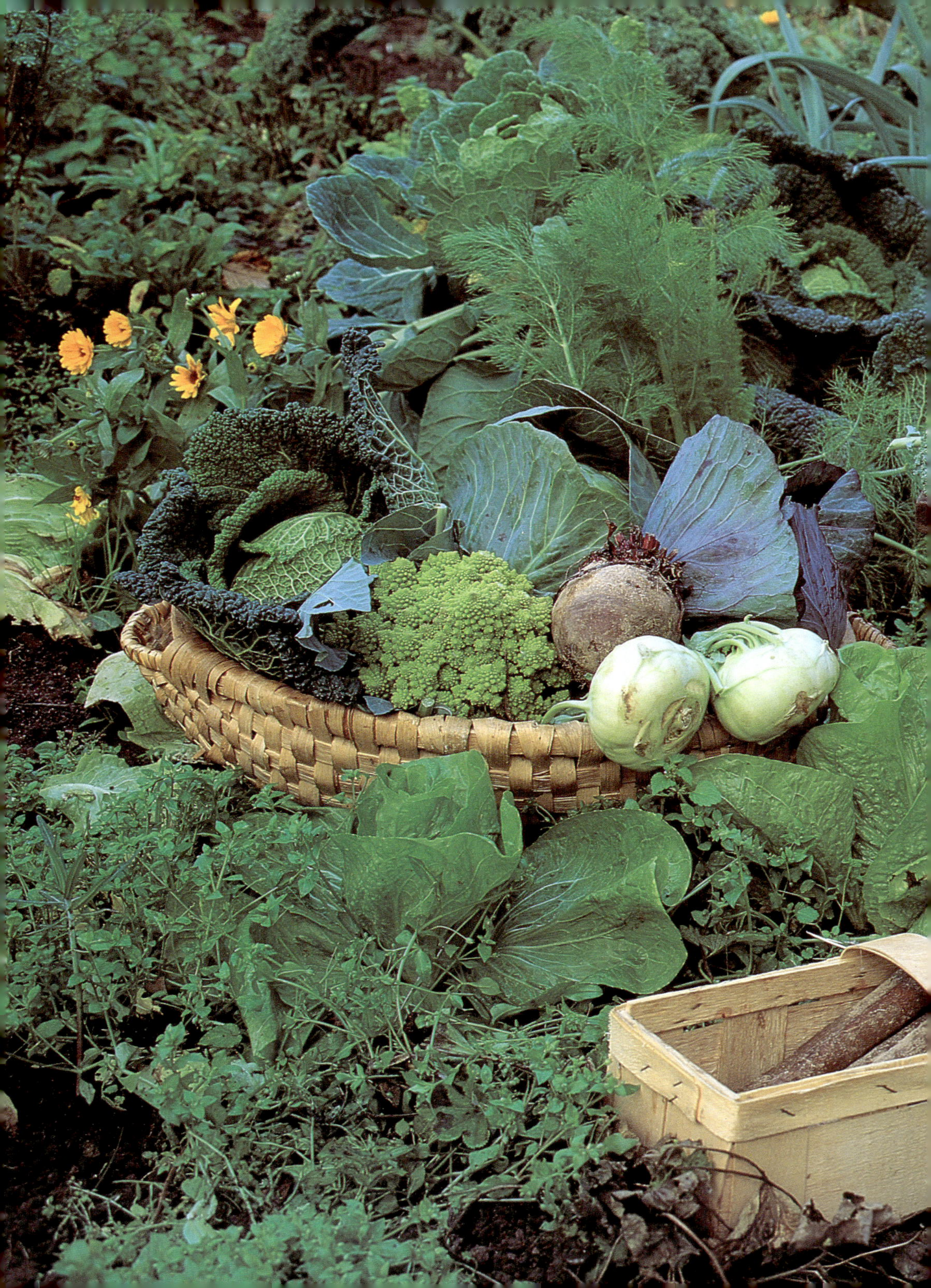

Gesundheit aus dem Garten

Gesundheit heißt immer auch gesunde Ernährung. Natürlich wird niemand ständig in Tabellen schauen wollen, um alles richtig zu machen. Das Geheimnis ist eine ausgewogene, abwechslungsreiche und vollwertige Kost. Dieses Kapitel stellt Ihnen die wesentlichen Grundlagen einer richtigen und guten Ernährung vor.

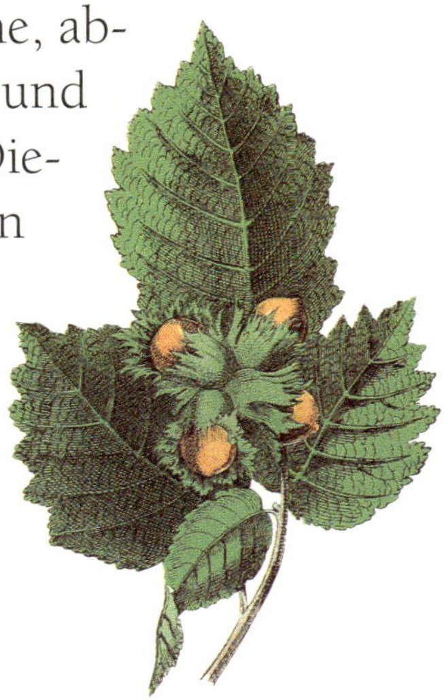

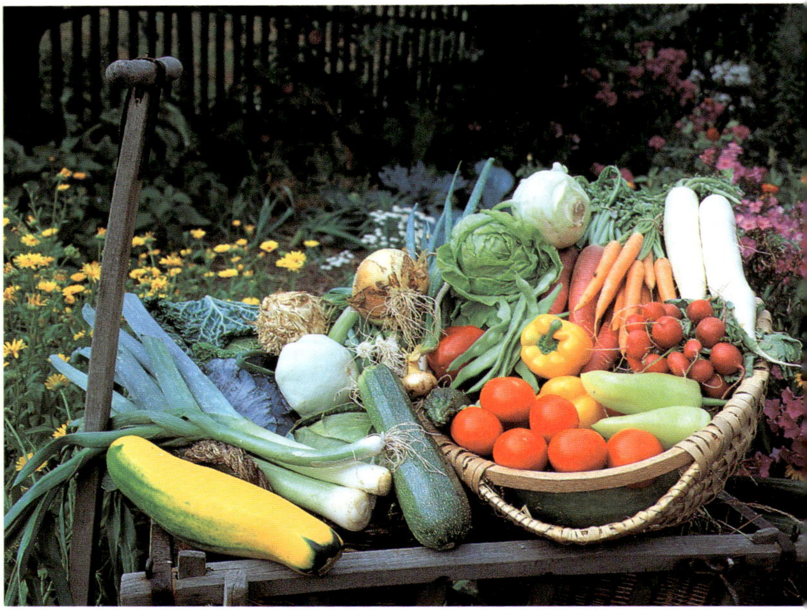

Frisch oder roh verzehrt, enthält Gemüse die höchste Konzentration an Vitaminen und Mineralien.

ZURÜCK ZUR NATUR

Werden Äpfel oder anderes Obst in so liebevoll gestalteten Körben präsentiert, kann wohl niemand widerstehen.

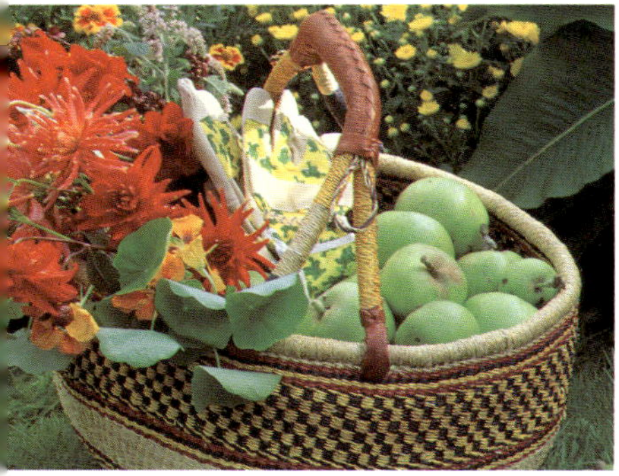

Ein schön angelegter Garten spricht alle Sinne an: Der jahreszeitliche Wechsel von Laub und Blüten ist ein Fest für die Augen. Duftende Blüten oder aromatische Blätter machen einen Gang durch den Garten zu einer ganz neuen Erfahrung. Nicht zuletzt ist die Gartenarbeit ein guter Ausgleich für den Streß im Beruf.

Darüber hinaus können Gärten aber auch ganz praktisch als grüne Hausapotheke genutzt werden, denn „Raum ist im kleinsten Garten", um ein bekanntes Sprichwort abzuwandeln. Die meisten Heil- und Gewürzkräuter zeichnen sich durch interessante Wuchsformen, schönes Laub und hübsche Blüten aus. Lavendel, Salbei, Rosmarin und Malve fügen sich wie viele andere Kräuter harmonisch in prächtige Staudenbeete ein. Thymian, Petersilie oder Heidelbeeren bilden wunderschöne Beetbegrenzungen. Salate oder Gemüse sorgen mit ihrem attraktiven Laub für Blickpunkte in Beeten oder unter lichten Sträuchern.

Selbst Hecken müssen nicht aus langweiligen, sauber beschnittenen Immergrünen oder Koniferen bestehen. Lockern Sie Ihre Hecken durch heimische Beerensträucher auf. Sie sehen nicht nur gut aus, sondern versorgen Sie außerdem mit vitaminreicher Kost.

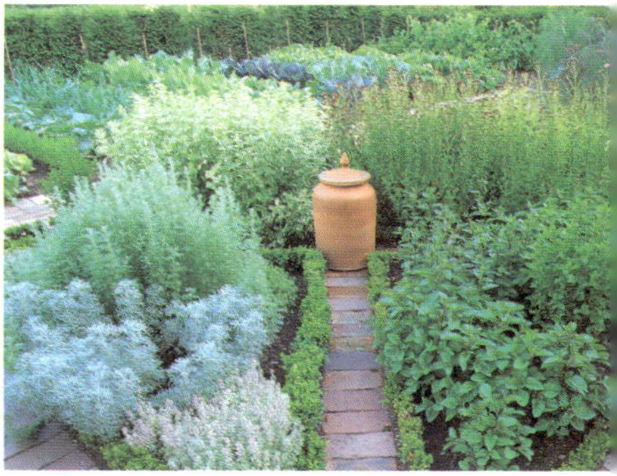

Wohl dem, der einen solchen Kräutergarten besitzt! Zum Glück ist aber auch in kleineren Gärten Raum für Kräuter.

Natürlich kann und soll ein normaler Hintergarten nicht die Selbstversorgung eines Haushaltes gewährleisten, aber er liefert gesunde Beikost und heilende Kräuter für Küche und Hausapotheke. Selbst angebautes Obst, Salate, Gemüse und Heilkräuter stehen ständig unter Ihrer Kontrolle. Überdüngung, Spritzmittelrückstände und andere Belastungen, die bei Produkten aus dem Supermarkt nie ganz auszuschließen sind, spielen hier keine Rolle. Obst und Gemüse kommt unmittelbar nach der Ernte frisch auf den Tisch; Heil- und Gewürzkräuter stehen in beliebiger Menge zu Ihrer Verfügung. Durch Fensterkästen können Sie die Wuchsperiode bis in den Winter hinein verlängern, oder sich mit konservierten Kräutern und Früchten aus eigenem Anbau behelfen.

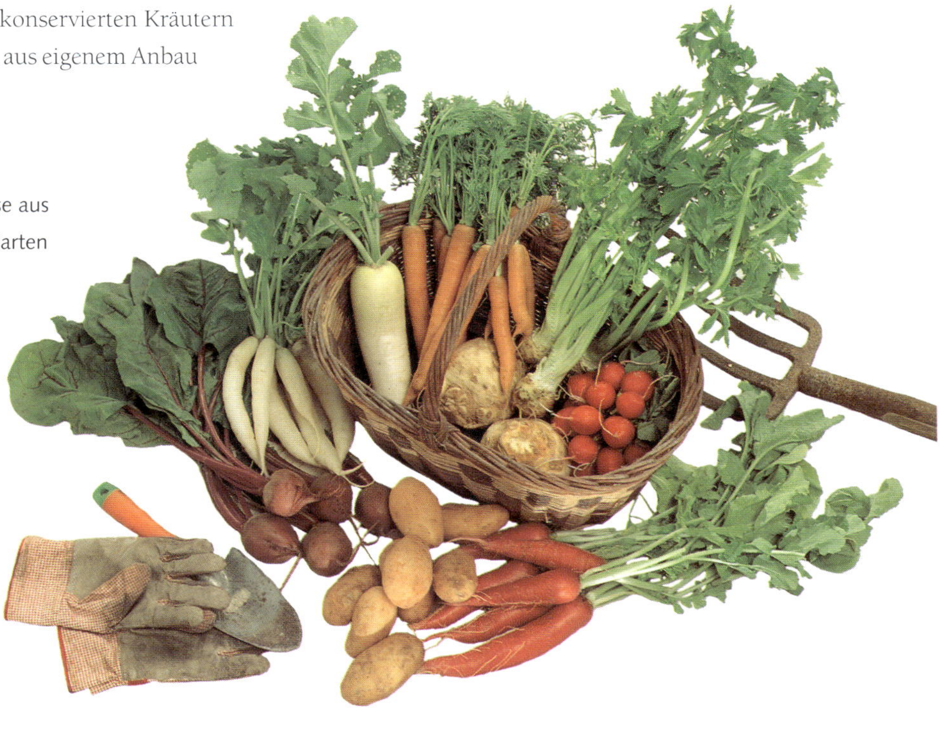

Frisches Gemüse aus dem eigenen Garten schmeckt am besten.

Gesund ernähren

Der menschliche Körper ist ein hochkomplexes physiologisches System, dessen Stoffwechsel durch die Zufuhr von Nährstoffen, Wasser, Mineralien und Vitaminen gespeist wird. Die beste Gesundheitsvorsorge ist somit eine ausgewogene Ernährung.

Nährstoffe liefern die Energie für alle Körperfunktionen. Eine erwachsene Frau benötigt eine tägliche Energiezufuhr (Brennwert) von 8360 – 9190 Kilojoule (= 2000 – 2200 Kilokalorien), ein Mann 10.030 – 10.870 KJ (= 2400 – 2600 Kcal). Darin sollten 47 – 48 g (Frau) bzw. 55 – 60 g (Mann) Protein (für die essentiellen Aminosäuren) und 10 g essentielle Fettsäuren enthalten sein.

Stellen Sie Ihre Nahrung aus diesen sieben Gruppen zusammen.

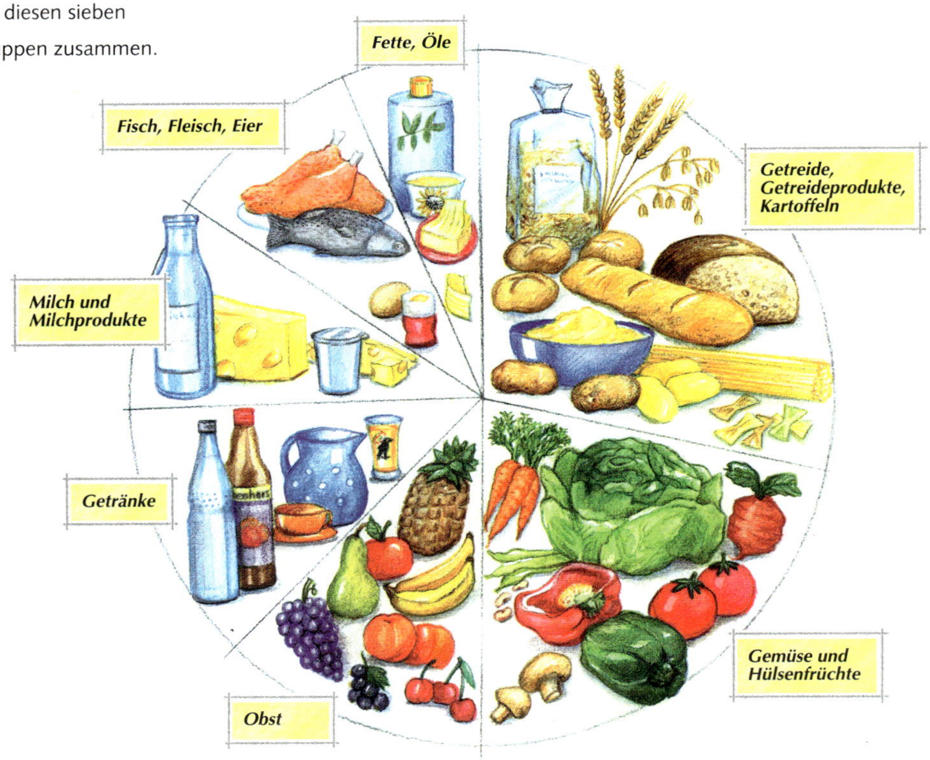

Gesunde Ernährung bedeutet aber weit mehr, als nur satt zu werden. Der Körper ist außerdem auf die ausreichende Zufuhr von Mineralien, Spurenelementen und Vitaminen angewiesen. Da kein Lebensmittel, für sich genommen, alle diese Stoffe enthält, empfiehlt die Deutsche Gesellschaft für Ernährung eine Mischkost („vollwertige Ernährung") aus tierischen und pflanzlichen Lebensmitteln, die in sieben Gruppen, den sogenannten Ernährungskreis, untergliedert werden: (1) Milch und Milchprodukte, (2) Fleisch, Wurst, Eier und Fisch, (3) Getreideprodukte und Kartoffeln, (4) Gemüse, (5) Obst, (6) Fette und (7) Getränke.

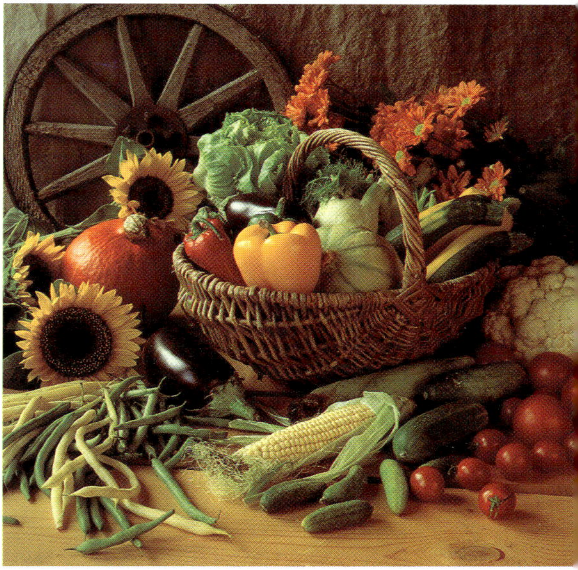

Das reichhaltige Angebot aus dem Garten trägt zu einer gesunden Ernährung bei.

Unbelastetes Gemüse und Obst aus dem eigenen Garten (Gruppen 4 und 5) kann daher wesentlich zu einer ausgewogenen Ernährung beitragen. Neben den reinen Brennwerten spielt dabei die Versorgung mit wertvollen Vitaminen und Mineralien eine Hauptrolle.

Wichtige Vitamine

Da der menschliche Körper keine Vitamine herstellen kann, muß er sie mit der Nahrung aufnehmen. Vitamine sind entweder in Wasser oder Fett löslich. Während die nicht benötigten wasserlöslichen Vitamine mit dem Urin ausgeschieden werden, kann der Körper fettlösliche Vitamine speichern.

Zu den fettlöslichen Vitaminen gehören:

Vitamin A (Retinol) ist notwendig für das Wachstum, die Funktion von Haut und Schleimhäuten, und ist Bestandteil des Sehpigmentes. Viele Gemüse enthalten Beta-Carotin, die Vorstufe des Vitamins A.

Tip

Langes Kochen oder Aufwärmen sind bei Vitaminen besonders verlustreich. Wenn irgend möglich, sollten Sie daher die Garflüssigkeit mit verwenden.

Vitamin D (Calciferol) reguliert den Kalzium- und Phosphorstoffwechsel. Vor allem wachsende Kinder sind auf reichliche Vitamin-D-Zufuhr angewiesen. Es kommt in Fischen, Eiern, Milch und Milchprodukten sowie Butter und Margarine vor.

Vitamin E (Tocopherol) schützt die ungesättigten, essentiellen Fettsäuren vor dem Zerfall durch Oxidation. Es wirkt fördernd auf den Aufbau der Zellmembranen (die „Wand“ der Körperzellen) und schützt Hormone und Enzyme des Fettsäurestoffwechsels. Es ist in Salat und Gemüse, aber auch in Leber, Milch, Pflanzenöl, Butter und Margarine enthalten.

Vitamin K (Phyllochinon) ist verantwortlich für die Blutgerinnung. Gemüse, Fleisch und Fische enthalten dieses Vitamin.

Zu den wasserlöslichen Vitaminen gehören:

Vitamin B_1 (Thiamin) ist am Zuckerabbau in den Zellen beteiligt. Daneben regelt es Nerven-, Herz- und Darmtätigkeit.

Vitamin B_2 (Riboflavin) ist als Bestandteil vieler Enzyme fast universell im Stoffwechsel wirksam. Neben Gemüse und Kartoffeln enthalten Milch und Milchprodukte, Fleisch und Vollkornerzeugnisse dieses Vitamin.

Vitamin B_6 (Pyridoxin) ist ein sogenanntes Co-Enzym, d. h. Bestandteil eines Enzyms aus dem Eiweißstoffwechsel. Daneben spielt es eine Rolle in der Blutbildung. Es ist in fast allen Nahrungsmitteln enthalten.

Vitamin B_{12} (Cobalamin) ist notwendig für die Blutbildung und den Eiweißaufbau für den Zellkern. Damit kommt ihm eine wichtige Bedeutung für alle Wachstums- und Lebensvorgänge zu. Es ist ausschließlich in Fleisch, Eiern, Milch und Milchprodukten enthalten.

Folsäure ist am Aufbau von Kohlenstoffverbindungen und der Blutbildung beteiligt. Da sie in fast allen Lebensmitteln vorkommt, besteht kaum die Gefahr einer Mangelernährung. Allerdings weisen manche Forscher darauf hin, daß eine gemüsearme Ernährung zu Mangelerscheinungen führen kann. Insbesondere während der Schwangerschaft ist eine folsäurereiche Ernährung außerordentlich wichtig

Fruchtsäfte erfrischen und versorgen den Körper mit Vitaminen.

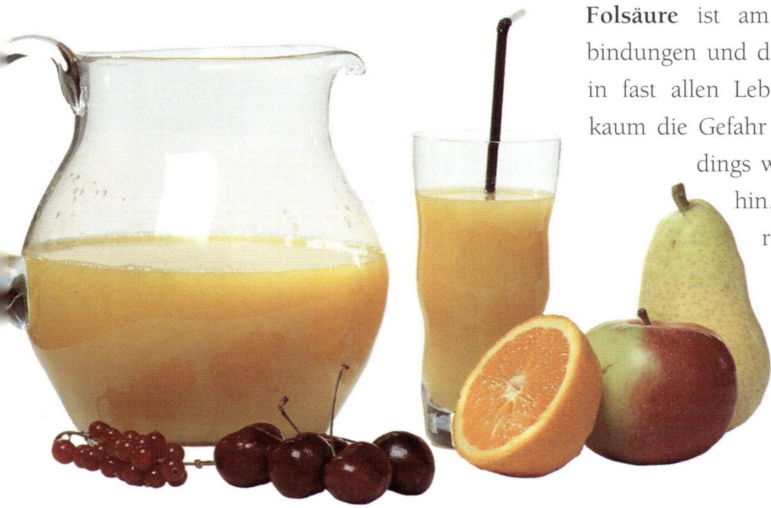

Vitamin	Tagesbedarf	Produkte, die den Tagesbedarf abdecken	Weitere Vitaminquellen
A	0,8 – 1 mg	200 g Feldsalat; 150 g Grünkohl; 200 g Mangold; 100 g Möhren; 150 g Spinat; 200 g Staudensellerie	Aprikosen, Fenchel, Tomaten
B_1	1,1 – 1,4 mg	140 g mageres Schweinefleisch; 160 g getr. Erbsen; 100 g Weizenkeime	Hefe, Sojabohnen, Vollkornbrot, Gemüse, Kartoffeln, Haselnüsse
B_2	1,5 – 1,7 mg	120 g Schweineleber; 1000 g (!) Kartoffeln; 450 g Magerquark	Brokkoli, Hefe, Fisch, Grünkohl, Spinat, Haselnüsse
B_6	1,6 – 1,8 mg	80 g Weizenkeime; 600 g (!) Grüne Bohnen; 100 g getr. Sojabohnen	Avocados, Naturreis, Vollkornbrot, Makrelen, Hefe, Paprika, Walnüsse
Niacin	15 – 18 mg	200 g Fleisch oder Leber; 100 g Hefe; 1000 g (!) Tomaten	Wirsing, Endiviensalat, Obst, Hülsenfrüchte
Pantothensäure	6 mg	300 g Tomaten; 2 Eigelb	Wirsing, Endiviensalat, Aprikosen, Haselnüsse
C	75 mg	200 g Blumenkohl; 100 g Brokkoli; 100 g Grünkohl; 200 g Weißkohl; 150 g Wirsing	Hagebutten, schwarze Johannisbeeren, Erdbeeren, Kiwi, Zitrusfrüchte, Paprika
E	12 mg	10 g Weizenkeimöl; 150 – 200 g Gemüse (z. B. Blumenkohl, Brokkoli, Erbsen, Grüne Bohnen, Kopfsalat)	Sojabohnen, Grünkohl, Schwarzwurzeln, Äpfel, Pflaumen
K	1 mg	Nicht abzuschätzen	Rosenkohl, Spinat, Kohl, Tomaten
Folsäure	300 – 400 µg	400 g Spinat; 100 g Blattsalat	Grünkohl, Endiviensalat, Tomaten, Hefe, Sojabohnen, Weizenvollkornbrot, Weizenkeime, Obst

für das normale und gesunde Wachstum des Embryos. Folsäure wird auch vom Mensch selbst, nämlich in seinem Darm gebildet.

Nicotinsäure (Niacin) ist Bestandteil vieler Enzyme des Kohlenstoff-, Fett- und Eiweißstoffwechsels.

Vitamin C (Ascorbinsäure) schützt vor Infektionskrankheiten und ist an der Zellatmung, der Zahn-, Knochen- und Blutbildung beteiligt. Vitamin C wird durch Hitze zerstört.

Vitamin H (Biotin) ist als Co-Enzym am Kohlenstoff- und Fetthaushalt beteiligt. Es ist vor allem in Leber und Eigelb enthalten.

Pantothensäure ist im Co-Enzym A und an der Zellatmung beteiligt.

Tip

Wieviel Vitamine (Durchschnittswerte) Erwachsene täglich zu sich nehmen sollen, finden Sie hier. Da der Bedarf nicht immer allein durch Pflanzen gedeckt werden kann, wurden auch einige tierische Produkte aufgenommen.

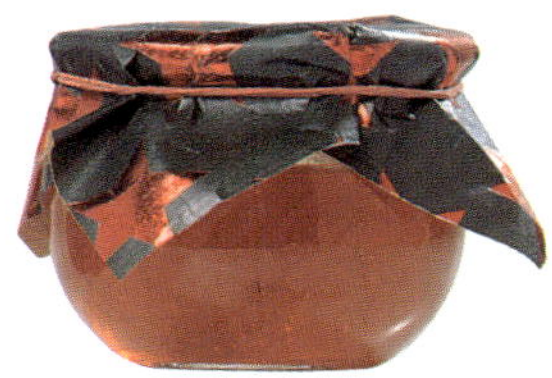

Marmelade – eine süße Köstlichkeit.

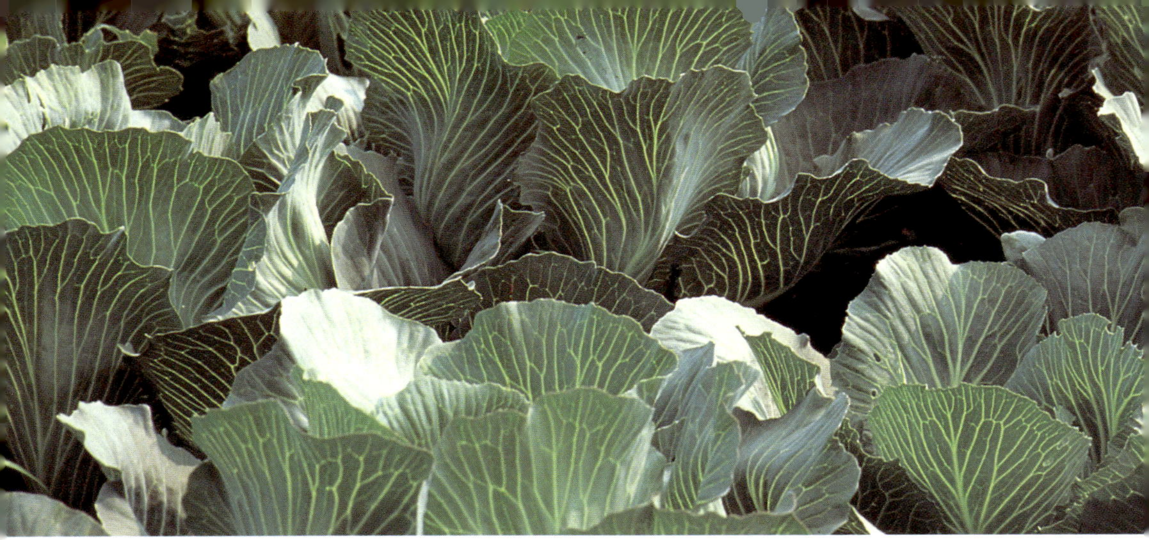

Weißkohl ist reich an Ballaststoffen, er regt die Darmtätigkeit an und wirkt entgiftend.

Mineralien

Mineralien sind für den Aufbau und die Körperfunktionen unerläßlich. Nach ihrem Anteil an der Körpermasse unterscheidet man die Mengenelemente, die in mehr als 50 mg pro kg Körpergewicht vorhanden sind (Natrium, Chlorid, Kalium, Magnesium, Kalzium und Phosphor), von den Spurenelementen, die nur in kleinsten Mengen benötigt werden (Eisen, Fluor, Zink, Silizium, Kupfer, Vanadium, Zinn, Selen, Mangan, Jod, Nickel, Molybdän, Chrom und Kobalt). Für den Mineralhaushalt ist eine vollwertige Ernährung erforderlich. Einige Mineralien seien hier kurz vorgestellt:

Entscheiden Sie sich möglichst oft für Vollkornprodukte.

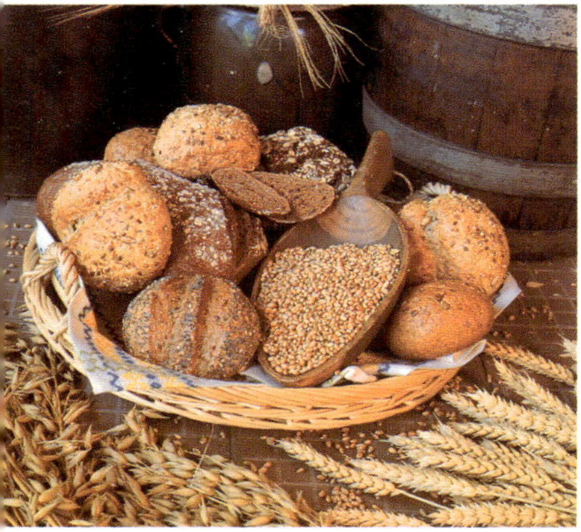

Natriumchlorid (Kochsalz) ist eigentlich eine sehr wichtige Verbindung, da sie den osmotischen Druck der Körperflüssigkeiten reguliert. Allerdings nehmen wir regelmäßig zuviel Salz zu uns, was die Entstehung von Bluthochdruck fördert. Da pflanzliche Lebensmittel nur wenig Kochsalz enthalten, eignen sie sich gut für eine salzarme Diät.

Kalium ist gleichfalls an der Druckregulation in den Körperflüssigkeiten sowie an der Muskelfunktion beteiligt.

Magnesium ist ein Bestandteil vieler Enzyme, zusammen mit anderen Mineralien aber auch für die Festigkeit von Knochen und Zähnen verantwortlich. Es regelt die Nerven- und Muskelfunktion.

Mineral	Tagesbedarf	Produkte, die den Tagesbedarf abdecken	Weitere Mineralienquellen
Kochsalz	5–7 g		in fast allen Lebensmitteln; Gefahr der Überversorgung
Kalium	3–4 g	300 g getr. Erbsen; 600 g Grünkohl	Obst, Gemüse, Kartoffeln
Kalzium	800 mg (Schwangere und Stillende: 1200 mg)	100 g Emmentaler (45 % Fett i. Tr.); 400 g Grünkohl; 750 ml Milch; 600 g Brokkoli	Spinat, Haselnüsse, Milchprodukte
Phosphor	300 mg	200 g Dicke Bohnen; 300 g getr. Erbsen	Fleisch, Milch und Milchprodukte, Haselnüsse
Magnesium	300–500 mg	300 g Vollkornbrot; 120 g getr. Sojabohnen; 400 g Spinat	Naturreis, Erbsen, Bananen, Kartoffeln, Weizenkeime, Hasel- und Walnüsse
Eisen	12–18 mg	120 g Schweineleber; 400 g Spinat; 160 g getr. Sojabohnen; 200 g getr. Linsen	alle Hülsenfrüchte, Kartoffeln, Roggenvollkornbrot, Erdbeeren, Hasel- und Walnüsse
Zink	15 mg	250 g Schweineleber; 600 g Vollkornbrot; 250 g getr. Linsen; 600 g Grünkohl	Fisch, Milch und Milchprodukte
Mangan	2–5 mg	100 g Dicke Bohnen; 100 g getr. Erbsen; 250 g Rote Bete; 50 g Haselnüsse; 100 g Heidelbeeren	Spinat, Kopfsalat, Grünkohl, Brombeeren, Johannisbeeren
Kupfer	1,5–2 mg	100 g Brokkoli; 200 g getr. Erbsen; 200 g Kürbis; 100 g Haselnüsse	Kartoffeln, Rote Bete, Spinat

Kalzium steuert die Blutgerinnung, baut Knochen und Zähne auf und regelt, wie Magnesium, Nerven- und Muskelfunktion.
Phosphor ist wichtig im Energiehaushalt der Körperzellen, für Knochen und Zähne und für die Funktion von Muskeln und Gehirn.
Eisen ist als Bestandteil des roten Blutfarbstoffes wichtig für die Übertragung von Sauerstoff im Körper und in Gemüse und Fleisch enthalten. Eisen wird vom Körper besser in Kombination mit Vitamin C aufgenommen.
Mangan spielt als Bestandteil von Enzymen eine Rolle bei der Zellatmung.

Vitamin- und Mineralienverlust durch Lagerung und Zubereitung

Werden Gemüse und Obst nicht frisch zubereitet oder verzehrt, nimmt der Vitaminverlust durch Luftsauerstoff und Licht zu. Empfindlich sind die Vitamine A, B_1, D, E und K, Thiamin, Riboflavin, Pantothensäure und Folsäure. Auch die Zubereitung laugt Vitamine und Mineralien aus. Der Mineralgehalt nimmt z. B. durch Kochen um 30–40 %, durch Dämpfen um 10–15 % ab.

Tip

Wieviel Mineralien (Durchschnittswerte) Erwachsene täglich zu sich nehmen sollen, finden Sie oben in der Tabelle. Der Vollständigkeit halber wurden einige tierische Lebensmittel aufgenommen.

HEILSUBSTANZEN

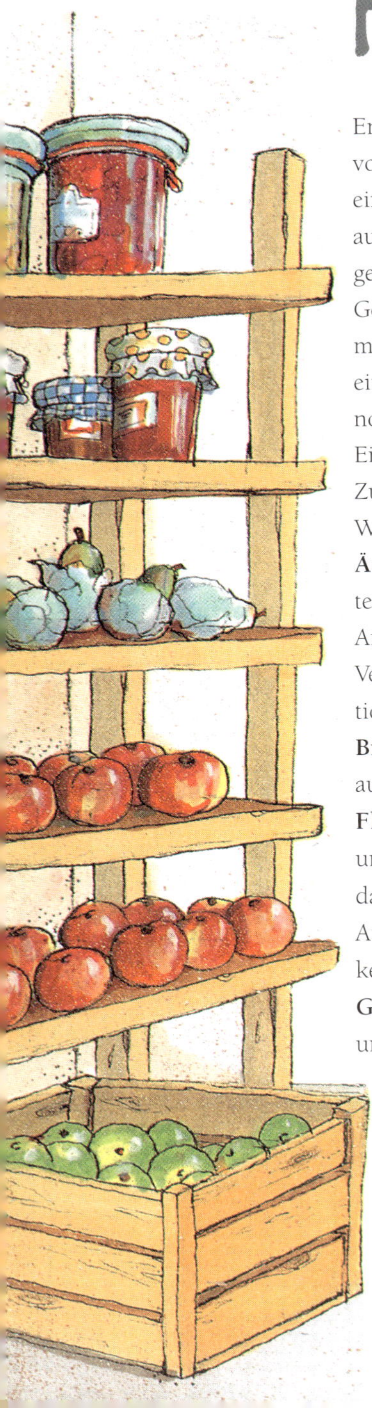

Erfüllten Obst und Gemüse eher eine Funktion bei der Gesundheitsvorsorge, so schlägt die Stunde der Heilkräuter, sobald sich eine Störung eingeschlichen hat. Im Unterschied zu synthetischen Medikamenten, die aus einem oder wenigen Wirkstoffen bestehen, ist jede Pflanzendroge (die getrockneten, medizinisch wirksamen Pflanzenteile) ein komplexes Gemisch aus einer Vielzahl von Substanzen. In vielen Fällen konnte die moderne Phytomedizin (Pflanzenmedizin) zwar einzelne Komponenten einer Heilpflanze einer ganz bestimmten Wirkungsweise zuordnen, dennoch ist es gerade die Ganzheit der Pflanzendroge, die ihre besondere Eigenschaft ausmacht.

Zum besseren Verständnis der Kräuterporträts werden hier die wichtigsten Wirkstoffe vorgestellt:

Ätherische Öle sind flüchtige Bestandteile, die sich durch einen charakteristischen Geruch auszeichnen – z. B. der typische Duft von Rosmarin, Anis oder Thymian. Die einen helfen bei Husten, die anderen fördern die Verdauung und wieder andere sorgen über die Anregung der Nierenfunktion für eine vermehrte Harnausscheidung.

Bitterstoffe zeichnen sich durch einen intensiven, bitteren Geschmack aus, der die Bildung von Speichelfluß, Magen- und Gallensaft anregt.

Flavonoide tragen ihren Namen (flavus = gelb), weil man mit ihnen Wolle und Baumwolle gelb färben kann. Medizinisch wirksam ist beispielsweise das Rutin der Weinraute, das bei Venenerkrankungen, Bluthochdruck und Arteriosklerose verwendet wird. Andere Flavonoide regen die Herztätigkeit an (Arnika, Weißdorn) oder sind harntreibend (Birkenblätter).

Gerbstoffe dienen dem Gerben von Leder. Bei Erkrankungen des Mund- und Rachenraums „gerben" sie die Schleimhäute und lindern so den Hustenreiz. Gleichzeitig wirken sie antibakteriell.

Herzwirksame Glycoside stimulieren die Herzfunktion. Sie gehören allerdings allein in die Hand des Arztes.

Schleime quellen in Wasser auf. Daher regen sie die Darmtätigkeit an, außerdem lindern sie bei Erkältungskrankheiten die Reizung der Atemwege.

HALTBAR MACHEN

Tip

Für die Kellerlagerung füllen Sie Sand in alte Obstkisten und schlagen Sie das Gemüse darin ein.

Aus dem Garten frisch auf den Tisch – das ist sicher das beste Rezept für eine gesunde, ausgewogene Ernährung. Bei einigen Kohlköpfen, ein paar Beerensträuchern und Gewürz- oder Heilkräutern aus dem Balkonkasten läßt sich dieses Ideal auch problemlos erreichen. Anders sieht es aus, wenn Sie glücklicher Besitzer eines Apfelbaumes oder gar eines Bauerngartens sind. Dann fällt zur Reifezeit des Obstes, des Gemüses und der Kräuter so viel gesunde Kost an, daß Lagerung bzw. Konservierung unvermeidlich werden.

Frischgemüse aus Miete und Keller

Wenn Sie einen Quadratmeter Platz in Ihrem Garten erübrigen können, dann legen Sie doch eine Gemüsemiete wie zu Großvaters Zeiten an: Heben Sie eine spatenstichtiefe Grube aus. Legen Sie Kohlsorten und Wurzelgemüse wie Möhren, Sellerie oder Rote Bete hinein. Darüber kommt eine dicke Schicht Stroh und obenauf Erde. Nun können Sie den ganzen Winter über je nach Bedarf Gemüse entnehmen.
Leider eignen sich unsere trockenen, abgedichteten Betonkeller kaum zur Lagerung von Gemüse. Dieser Nachteil läßt sich jedoch mit einem Trick umgehen: Erntegut braucht Kälte (aber keinen Frost), Sauerstoff und genügend Luftfeuchtigkeit, um frisch zu bleiben. Ziegelsteine beispielsweise in einer Wasserschale sorgen für eine Anhebung der Luftfeuchtigkeit. Auch Äpfel lassen sich in solchen Kellerräumen auf Regalen lagern.

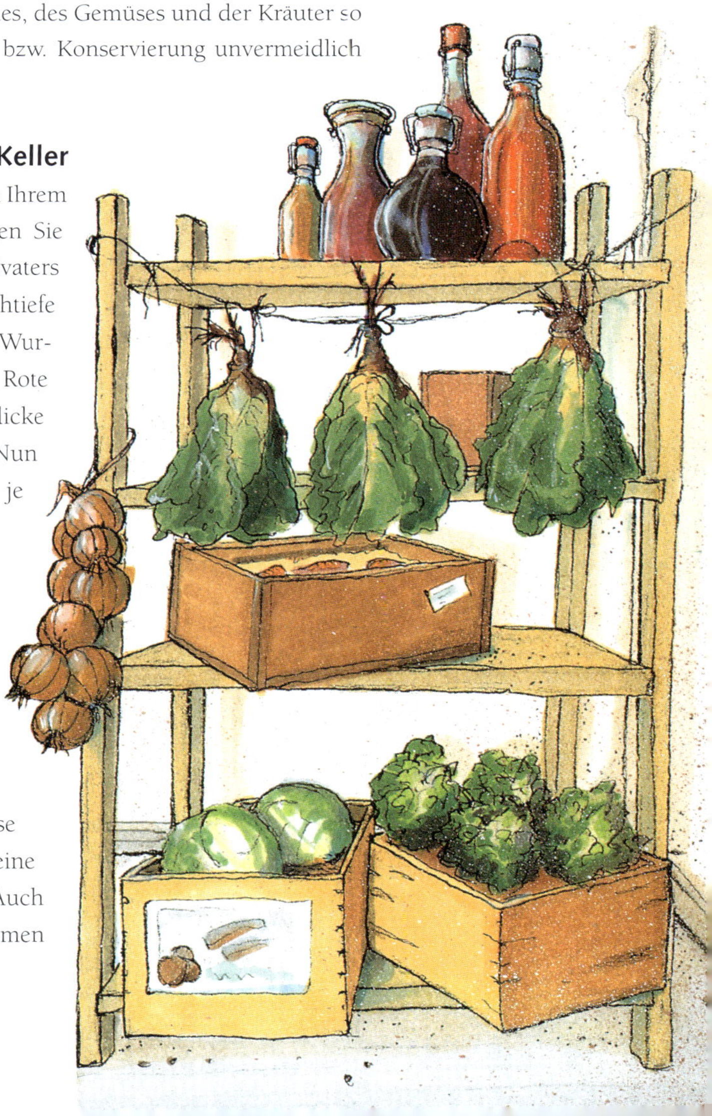

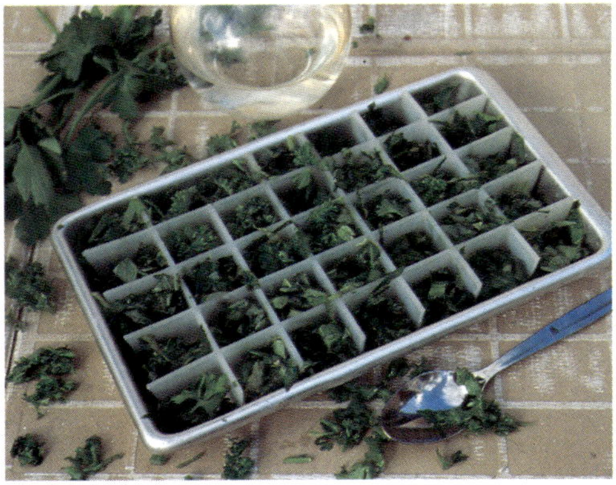

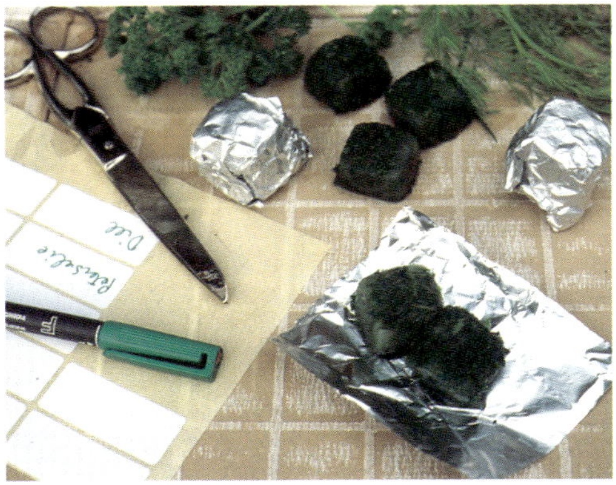

Frieren Sie gehackte Kräuter mit Wasser ein (links); portionsweise lagern.

In Marmeladen konservieren Sie den Sommergeschmack der Früchte.

Erntefrisch aus der Tiefkühltruhe

Nahezu alle Obstsorten lassen sich einfrieren. Entfernen Sie nach der Ernte sorgfältig zerdrückte Früchte, Stiele und Blätter und waschen Sie das Erntegut vorsichtig ab. Sie sollten es anschließend mit Küchenkrepp trockentupfen. Vor allem weiche, empfindliche Früchte, wie Erdbeeren, Himbeeren oder Brombeeren, müssen einzeln nebeneinander auf eine Schale gelegt werden. Stäuben Sie etwas Zucker darüber (Sie können auch darauf verzichten) und decken Sie die Schale mit Aluminiumfolie ab. Stellen Sie die Schale ins Schnellgefrierfach. Nach ein bis zwei Stunden ist das Obst schockgefroren und wird portionsweise in Gefrierbeutel abgefüllt.

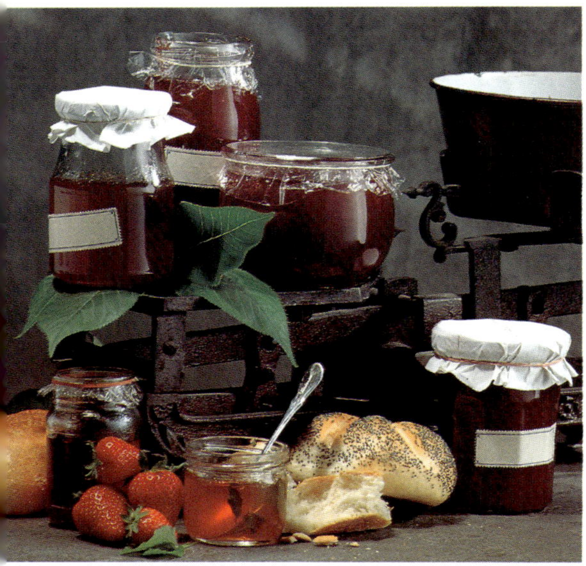

Auch Gewürzkräuter eignen sich für die Tiefkühltruhe. Bereiten Sie die frischen Kräuter küchenfertig zu und füllen Sie sie in eine Eiswürfelschale (leicht mit dem Finger andrücken). Füllen Sie etwas Wasser auf und stellen Sie die Schale ins Schnellgefrierfach. Sind die Würfel erstarrt, kommen sie in Gefrierbeutel oder Kunststoffbehälter. Eine gute Beschriftung vorausgesetzt, lassen sich so auch Kräutermischungen zusammenstellen.

Gemüse muß vor dem Einfrieren kurz in Salzwasser blanchiert werden. Die Stücke sollten „knackig“ sein und keinesfalls zerkocht werden. Danach friert man das Gemüse portionsweise ein.

Jetzt geht's ans Eingemachte

Diese Konservierungsmethode stammt aus der Zeit vor den Gefriertruhen. Durch die Hitzeeinwirkung werden Keime abgetötet und Gemüse oder Obst haltbar gemacht. Allerdings gehen dabei wertvolle Vitamine verloren, so daß das Einfrieren auf jeden Fall vorzuziehen ist.

Schon unsere Großmütter weckten Obst ein. Warum beleben Sie diese Tradition nicht neu?

Eine wirkliche Bereicherung des Speisezettels stellen jedoch selbstgemachte Marmeladen und Gelees dar. Der Erstarrungsprozeß ist abhängig vom Säure- und Pektingehalt des Obstes. Früchte mit hohem Pektingehalt (z. B. Äpfel, Pflaumen, Johannisbeeren, Quitten, Stachelbeeren) gelieren ohne Zugabe, bei solchen mit niedrigem Pektingehalt (z. B. Birnen, Erdbeeren, Holunderbeeren, Kirschen, Pfirsiche, Rhabarber) muß Pektin als sogenannte „Einmachhilfe“ zugegeben werden.

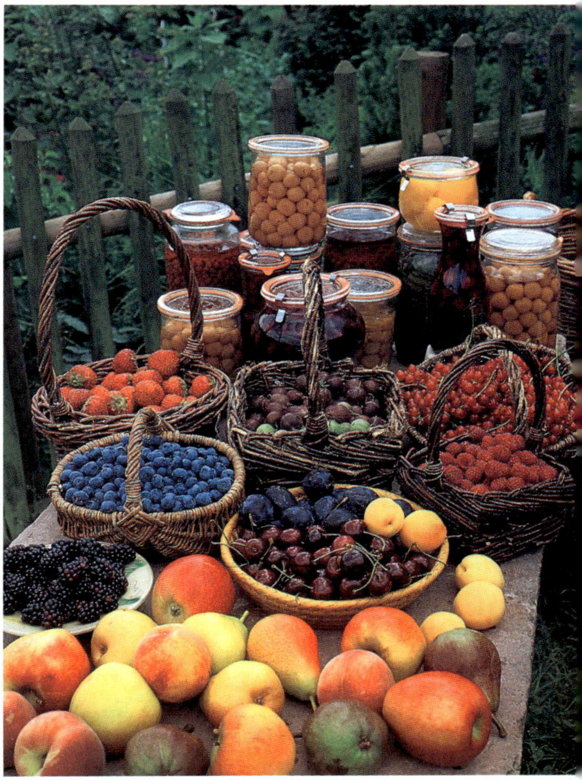

Marmelade stellt man aus zerkleinerten Früchten her, die in wenig Wasser 45 bis 60 Minuten gekocht werden. Etwas Zitronensaft sorgt für die erforderliche Säure. Danach gibt man die gleiche Menge Zucker zu, kocht noch einmal auf und läßt das Ganze 15 Minuten leicht köcheln. Wenn die Marmelade in zähen Tropfen vom Löffel läuft, ist sie fertig. Füllen Sie die Marmelade in leicht vorgewärmte Gläser, legen Sie Wachspapier darüber und verschließen Sie die Gläser.

Für ein Gelee nimmt man den Fruchtsaft, daher eignen sich nur saftreiche Früchte und Beeren (z. B. Johannisbeeren, Brombeeren, Stachelbeeren, Holunderbeeren). Die Früchte werden wiederum mit wenig Wasser eingekocht und dabei mit einem Kochlöffel ausgedrückt. Mitgekochter Salbei, Pfefferminze oder Thymian sorgen für pikante Aromen. Anschließend drückt man den Topfinhalt durch ein Nesseltuch

Frisch oder konserviert?

Pflanze	frisch	getrocknet	eingefroren	Keller
Gemüse	•	teilweise	•	•
Beerenobst	•		•	
Baumobst	•			•
Schalenobst		•		
Steinobst	•		•	
Anis, Brennessel, Eibisch, Holunder, Kamille, Lavendel, Löwenzahn, Ringelblume, Rosmarin, Salbei	•	•		
Baldrian, Engelwurz		•		
Basilikum, Dill, Estragon, Liebstöckel, Majoran, Oregano, Petersilie, Pfefferminze, Thymian	•	•	•	
Boretsch, Sauerampfer, Schnittlauch, Zitronenmelisse	•			
Malve		•	•	

oder ein sehr feines Sieb, wiegt die Saftmenge ab und gibt dieselbe Menge Gelierzucker zu. Bei kleiner Hitze bleibt die Mischung so lange auf dem Herd, bis sich der Zucker aufgelöst hat. Nun kann das Gelee in Gläser gefüllt werden.

Der Geist der Kräuter in Essig und Öl

Fangen Sie doch einmal den „Geist der Kräuter" in Essig und Öl ein, anstatt die Kräuter direkt zum Würzen zu verwenden. Hierbei sind Ihrer Phantasie kaum Grenzen gesetzt. Legen Sie frische Kräuter oder -mischungen für etwa zwei Wochen in Essig ein, filtern Sie den Ansatz durch einen Kaffeefilter oder ein sehr feines Sieb ab – fertig ist Ihr ganz persönlicher Salatessig.
Bei der Herstellung von Kräuterölen müssen die Kräuter etwas zerkleinert werden, damit das Öl die Aromen gut aufnimmt. Geben Sie ruhig drei bis vier Knoblauchzehen dazu. Das Öl bleibt etwa zwei Wochen lang in einem abgedunkelten Raum stehen (Aluminiumfolie erfüllt denselben Zweck) und wird gelegentlich geschüttelt. Nach dem Abfüllen sollte das Öl rasch verbraucht werden – für Salate, zum Anbraten oder Marinieren von Fleisch.

Eine trockene Angelegenheit

Heil- und Würzkräuter für den Winter werden getrocknet. Größere Pflanzen bindet man zu Sträußchen zusammen, Blätter breitet man auf Sieben aus Fliegendraht zum Trocknen aus. Der ideale Platz ist ein luftiger Speicher oder ein Gartenhaus, auf keinen Fall dürfen die Kräuter jedoch der direkten Sonne ausgesetzt werden. Fühlen sich die Blätter trocken an und zerkrümeln zwischen den reibenden Fingern, kommen sie in luft- und lichtdichte Behälter. Es kommt nicht darauf an, riesige Vorräte anzulegen. Trockene Kräuter haben ein intensiveres Aroma als frische und werden sparsamer verwendet. Außerdem verlieren sie auch bei optimaler Lagerung spätestens nach einem Jahr ihr Aroma. Auch festes Obst läßt sich

Tip

Kräuter werden an einem Tag mit bedecktem Himmel vor der Blüte geerntet, jedoch erst, wenn der Tau verdunstet ist.

trocknen. Am einfachsten – und wirkungsvollsten – geht dies mit Dörrapparaten, die der Fachhandel in verschiedenen Ausführungen anbietet. Gehen Sie nach den beiliegenden Beschreibungen vor.
Ohne spezielle Apparatur müssen Sie das Obst für zwei bis drei Tage bei möglichst konstanter Temperatur (40–60 °C) trocknen. Äpfel werden in ca. 5 mm dünne Scheiben geschnitten, das Kerngehäuse ausgestochen und auf eine Schnur aufgezogen. Birnen trocknet man ohne Kerngehäuse in Vierteln, Pflaumen, Aprikosen und Weintrauben als Ganzes. Die Kerne werden nach dem Trocknen entfernt.

Wagen Sie Experimente! Fast alle Kräuter verleihen Essig und Öl ein interessantes Aroma.

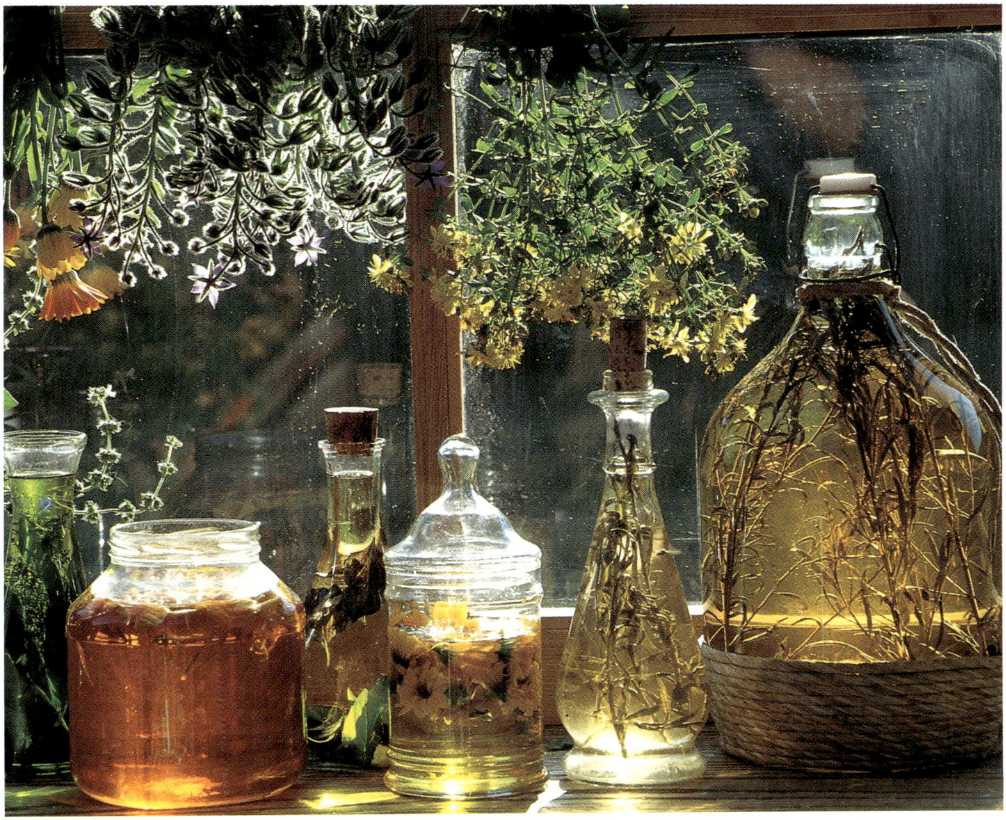

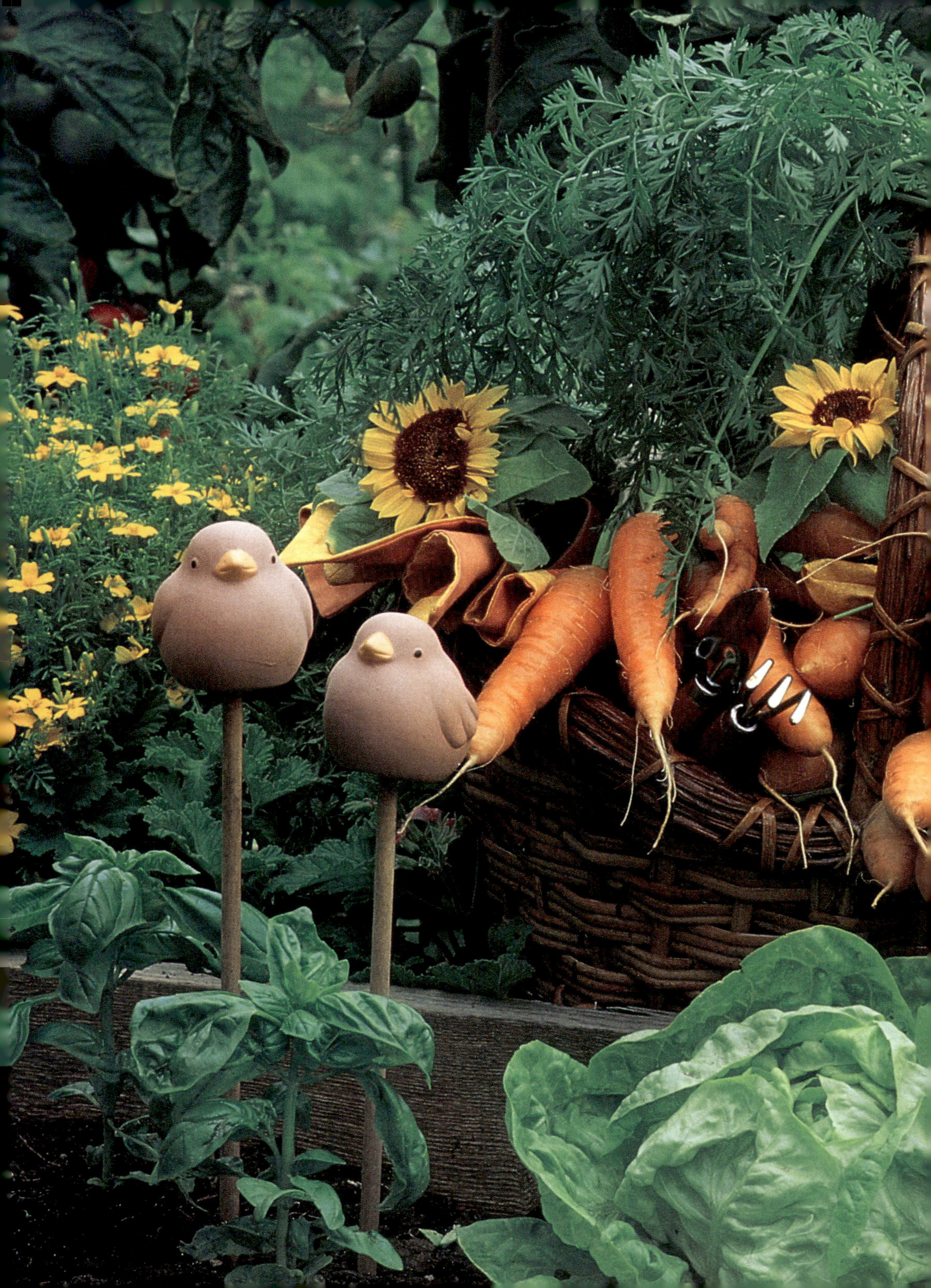

Die Heilkraft von Gemüse

Gemüse und Salate gehören zu den wichtigsten Bestandteilen einer ausgewogenen Ernährung. Versuchen Sie, frische Produkte wenn möglich roh zu essen – als Zwischenmahlzeit oder Rohkostsalat. Wenn Sie dabei auf die Ernte aus dem eigenen Garten zurückgreifen können, um so besser, aber auch Biobauern und Märkte bieten ein breites und reichhaltiges Angebot.

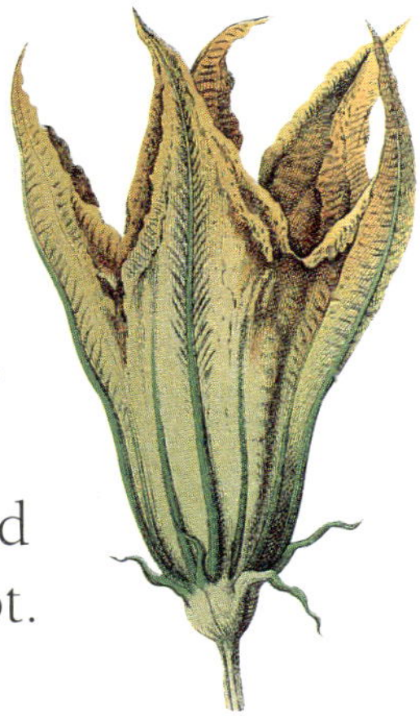

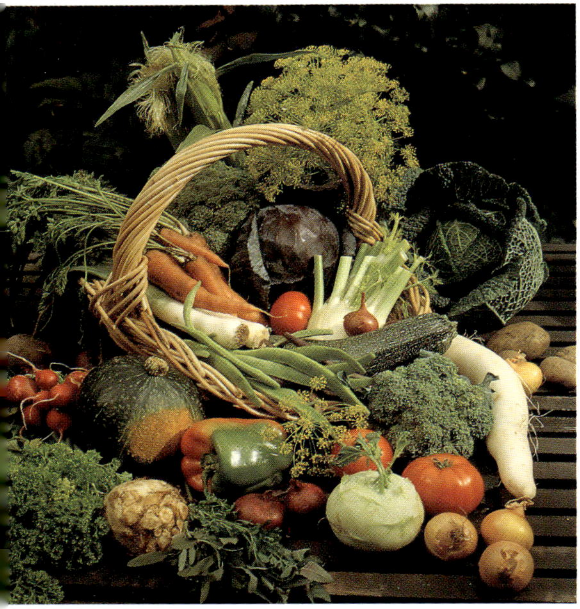

Wissenswertes

In den Pflanzenporträts, die in diesem und dem nächsten Kapitel vorgestellt werden, finden Sie Wissenswertes zu den einzelnen Pflanzen, und wie Sie diese für Ihre Gesundheit nutzen können (siehe bei). Mit Hilfe der Tabellen im Anhang können Sie gezielt nach bestimmten Anwendungen suchen.

Da bei einigen Krankheitsbildern eine diätetische Ernährung empfohlen wird, ist die „Tauglichkeit" der vorgestellten Pflanzen jeweils mit angesprochen. Im Zweifelsfall sollten Sie jedoch zunächst Ihren Arzt konsultieren. Im einzelnen wurden folgende Diäten berücksichtigt:

Übergewicht: Alle pflanzlichen Produkte sind fett- und energiearm, daher eignen sie sich hervorragend für eine gewichtsreduzierende Diät.

Als barockes Stilleben präsentieren sich diese Gemüse besonders appetitanregend.

Diabetes: Vor allem bei altersbedingtem Diabetes mellitus (Typ II) kommt es darauf an, die Zufuhr von fetten und kohlenhydratreichen Nahrungsmitteln zu reduzieren. Vollkornprodukte und ballaststoffreiche Lebensmittel, die den Anstieg des Blutzuckers verlangsamen, sind gut geeignet.

Gicht: Es handelt sich dabei um eine Stoffwechselkrankheit, die auf erhöhtem Harnsäurespiegel im Blut beruht. Die überschüssige Harnsäure lagert sich in Form von Kristallen in den Gelenken ab. Vor allem der Abbau von Purinen trägt zu einem erhöhten Harnsäurespiegel bei. Daher können purinarme Gemüse und Obst eine Gichttherapie unterstützen.

Herz-Kreislauf-Erkrankungen: Bluthochdruck, erhöhter Cholesteringehalt und hoher Blutzuckerspiegel lassen sich durch fettarme und ballaststoffreiche, vollwertige Ernährung kompensieren.

Osteoporose: Der krankhafte Knochenschwund wird durch kalziumarme Ernährung und Übergewicht gefördert. Milch- und Milchprodukte (Kalzium, Vitamin D) sowie Gemüse und Obst können die Krankheit zwar nicht heilen, wirken jedoch vorbeugend.

Verstopfung: Ihr beugt man am sichersten durch eine ballaststoffreiche Ernährung vor.

Die nachfolgenden Angaben über Kalorien- und Nährstoffgehalt beziehen sich immer auf 100 g Gemüse.
Die Zahlen zu Energiegehalt und Inhaltsstoffen (Rohkost, soweit nicht anders erwähnt) beruhen auf Durchschnittswerten und können je nach Standort und Sorte variieren; KH = Kohlenhydrate.

KOHLGEMÜSE

Unsere Kohlsorten (außer Chinakohl), so verschieden sie auch aussehen, stammen von einer einzigen Wildform ab: dem Wildkohl (*Brassica oleracea* var. *oleracea*), einem 60 cm hohen, gelb blühenden Kreuzblütlergewächs. Kohl zeichnet sich durch einen hohen Gehalt an Vitamin A und C, vor allem aber durch reichlich Ballaststoffe aus. Ballaststoffe werden vom

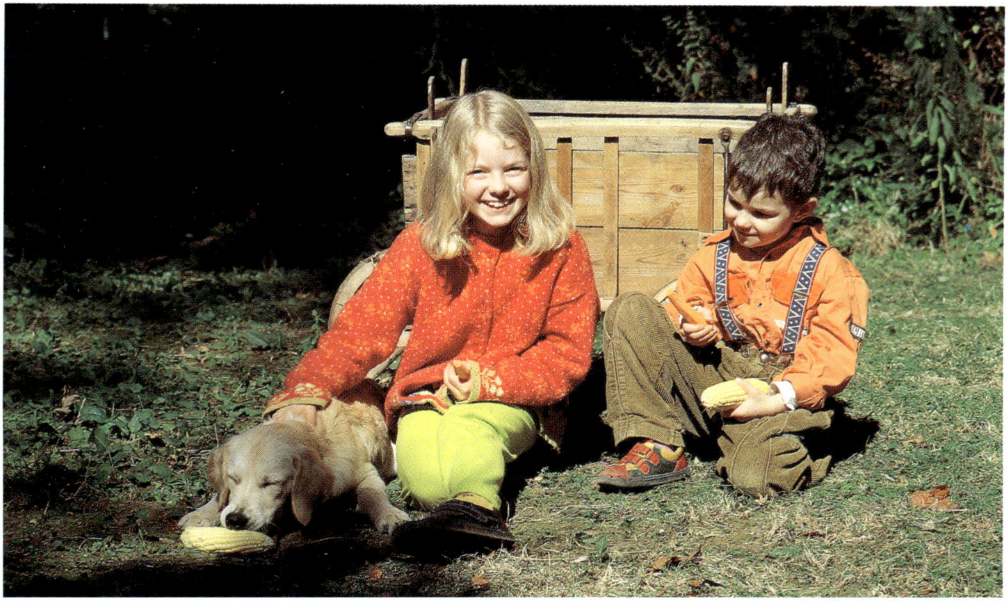

Für Kinder ist die „eigene" Ernte immer ein besonderes Ereignis.

Körper nicht verdaut, sie sind daher im Rahmen einer Schlankheitsdiät wichtige Magen- und Darmfüller, die lange Zeit sättigend wirken. Darüber hinaus binden sie Cholesterin und Gallensäure und beugen somit der Arteriosklerose vor. Im Darm quellen Ballaststoffe mit der Darmflüssigkeit auf, regen die Darmtätigkeit an und binden Giftstoffe. Schwefelhaltige, flüchtige Öle des Kohls regen die Verdauung an. Kohlgemüse sorgt also nicht nur für eine gesunde Verdauung, sondern auch für die Entgiftung des Körpers. Allerdings erkauft man diese segensreichen Eigenschaften mit einem Nachteil: Darmbakterien bauen die Ballaststoffe in einer Gärungsreaktion ab und bilden dabei nicht eben wohlriechende Gase – Blähungen können die Folge sein. Wird der Körper aber regelmäßig mit Ballaststoffen versorgt, regelt sich dieses Problem meist von allein.

Weißkohl

Zahlen in Klammern für Sauerkraut; Rotkohl; Wirsing: 22 (16; 21; 32) Kcal; 92 (67; 80; 134) KJ; 1,3 (1,5; 1,5; 3) g Eiweiß; 0,2 (0,3; 0,2; 0,4) g Fett; 4,2 (0,8; 3,2; 2,4) g KH; 3 (2,2; 2,5; 2,5) g Ballaststoffe – geeignet für alle Diäten.

Wie alle Kohlsorten braucht der Weißkohl nährstoffreichen Boden und im Sommer gründliche Bewässerung. In Form des Sauerkrautes ist er ein probates Mittel gegen Verstopfung, da dieser im Darm aufquillt und den Stuhl erweicht. Im Weißkohl (und den anderen Sorten) ist ein sogenannter Anti-Ulcus-Faktor (Methylmethionin-Sulfoniumbromid) enthalten, der die Selbstheilung entstehender Magen-Darm-Geschwüre anregt. Reformhäuser bieten auch Weißkohlsaft an, der vorbeugend getrunken wird. Da der Faktor bei Hitze zerfällt, sollten Sie Kohl regelmäßig als Rohkostsalat essen. In der Volksmedizin werden seit alters aus zerquetschten Weißkohlblättern eine Packung hergestellt und bei eitrigen Entzündungen, Verbrennungen und schlecht heilenden Wunden aufgelegt.

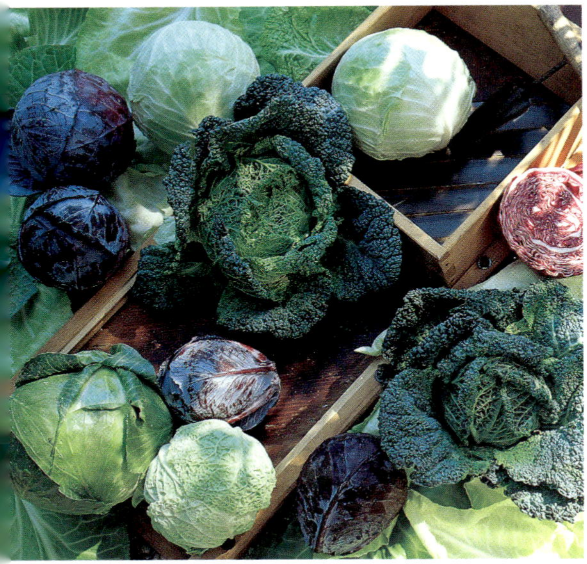

Ob Weißkohl, Rotkohl oder Wirsing – richtig zubereitet ist jeder Kohl ein gesunder Genuß.

Salat auf griechische Art farblich einmal anders – mit Rotkohl

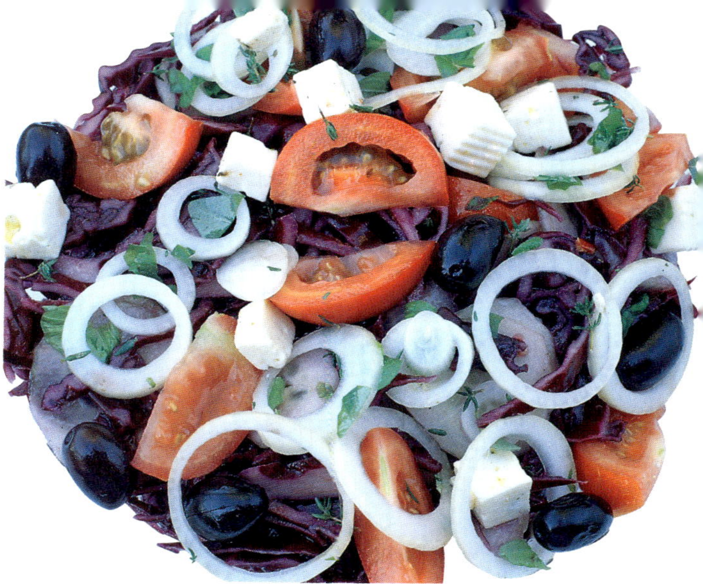

Kohlsalat nach griechischer Art

(für 3 Personen)

Inhaltsstoffe (für Weißkohl): 1121 Kcal; 4551 KJ; 64,7 g Eiweiß; 86,2 g Fett; 29,8 g KH; 21 g Ballaststoffe; 82 mg Cholesterin (Käse)

Zutaten:

300 g Weißkohl, Rotkohl oder Wirsing; 2 Tomaten; 1/2 Gurke (ca. 250 g); 1 große Zwiebel (ca. 100 g); 200 g Ziegenkäse (45% Fett i.Tr.); 2 Eßlöffel Olivenöl; 2 Eßlöffel Kräuteressig; 1/2 Teelöffel Kümmel (gegen Blähungen); 10 schwarze Oliven; Salz; Pfeffer; Basilikum; Oregano; Thymian

In der „klassischen" Form wird dieser Salat mit Weißkohl zubereitet, er schmeckt aber genauso gut mit Rotkohl oder Wirsing. Schneiden Sie den Kohl in schmale Streifen und kneten Sie ihn mit einem Teelöffel Salz gut durch (abtropfen lassen). Geben Sie in Achtel geschnittene Tomaten und die in Scheiben geschnittene Gurke zu. Bereiten Sie aus Essig, Pfeffer und Olivenöl eine Marinade und vermischen Sie alles. Wälzen Sie die halbierte und in dünne Scheiben geschnittene Zwiebel in den Kräutern. Heben Sie die Zwiebeln, den in Würfel zerteilten Käse und die Oliven kurz vor dem Servieren unter.

Grünkohl

33 Kcal; 138 KJ; 4,3 g Eiweiß; 0,9 g Fett; 2,5 g KH; 4,2 g Ballaststoffe – geeignet für alle Diäten.

Grünkohl ist ein wichtiger Lückenbüßer für die gemüsearme Winterzeit. Er kann bis zu den Frösten im Beet stehen bleiben, schmeckt dann sogar besonders gut.

Tip

Wird Grünkohl nur schwach gedünstet, enthält er mehr Vitamin C als die gleiche Menge Orangensaft.

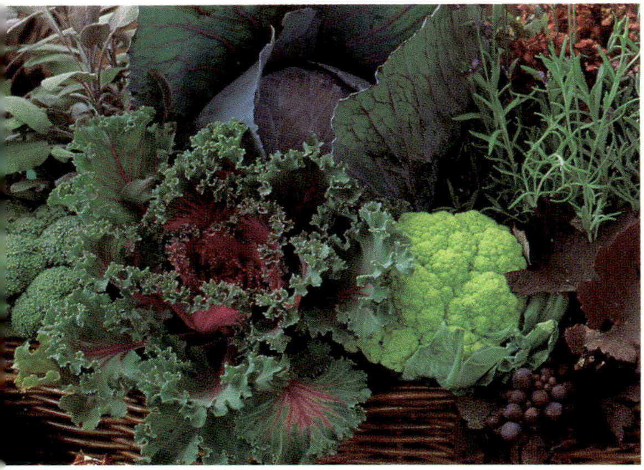

Kohlgemüse eignet sich auch durchaus zur Dekoration.

Chinakohl

11 Kcal; 46 KJ; 1,2 g Eiweiß; 0,3 g Fett; 1,3 g KH; 1,7 g Ballaststoffe – geeignet für alle Diäten. Chinakohl *(Brassica pekinensis)* wächst rascher als Weißkohl und hat einen zarteren Geschmack. Zum Bleichen bindet man die äußeren Blätter um den Kern zusammen. Je nach Nährstoffgehalt des Bodens kann Chinakohl allerdings recht viel Nitrat aufnehmen.

Chinakohl-Brokkoli-Salat

Inhaltsstoffe: 259 Kcal; 1090 KJ; 10,7 g Eiweiß; 17,8 g Fett; 13,9 g KH; 11,9 g Ballaststoffe; 1545 mg Kalium; 335,7 mg Kalzium; 264 mg Phosphor; 61 mg Magnesium; 6,1 mg Eisen; 217,4 µg Vitamin A; 0,03 mg Vitamin B_1; 0,051 mg Vitamin B_2; 8,93 mg Vitamin B_6; 287 mg Vitamin C

Zutaten:

1 Kopf Brokkoli; 300 g Chinakohl (1 cm breite Streifen); 100 g Rettich (halbieren, sehr dünne Scheiben); 1/4 Teelöffel Sesamöl; 1/2 l Hühnerbrühe; 4 Scheiben frischer Ingwer; 1 Eßlöffel salzarme Sojasoße; 2 Eßlöffel Balsamessig; 1 Teelöffel weiße Pfefferkörner; 1 Eßlöffel Sonnenblumenöl

Kochen Sie zunächst die Hühnerbrühe mit Pfefferkörnern und Ingwer auf etwa ein Drittel ein; abkühlen lassen. Der Brokkoli wird bißfest blanchiert (am besten mit einem Dämpfeinsatz); abkühlen lassen.

Nun werden Essig und Sojasoße in die vorbereitete Soße gerührt; in eine kleine Schüssel gießen. Vermischen Sie das Gemüse in einer Servierschüssel mit Sonnenblumen- und Sesamöl. Die Soße kann untergezogen oder separat gereicht werden.

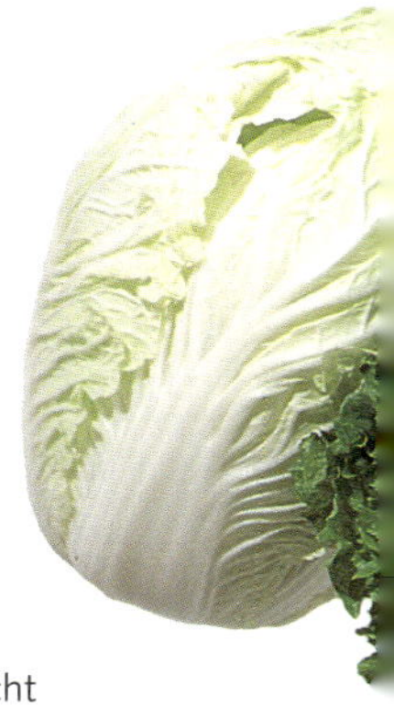

Chinakohl (links) ist, roh oder kurz blanchiert, besonders leicht verdaulich.

Salate

Heilpflanzen im engeren Sinn sind Salate sicher nicht. Vielfach wurden sie sogar als „Nitratbomben“ verteufelt. In der Tat neigen Kopfsalate dazu, bei zu geringer Belichtung (Gewächshäuser) oder allzu reichlicher Düngung schädliche Nitrate anzureichern. Salate eignen sich hervorragend als knackig-frische Beikost oder zusammen mit anderen Bestandteilen als Rohkostmenü. Neben ihren wertvollen Inhaltsstoffen (Mineralien, Vitamine) regen Salate schon durch ihr Aussehen den Appetit an und sorgen so für verdauungsfördernden Spaß beim Essen.

Kopf-, Schnitt-, Pflücksalat

14 Kcal; 59 KJ; 1,3 g Eiweiß; 0,2 g Fett; 2,5 g KH; 0,5 g Ballaststoffe – geeignet für alle Diäten.

Heutzutage gibt es rote Kopfsalate, krause grüne oder rote Pflücksalate (Lollo rosso), Schnitt- und Eissalat. Pflücksalate sind ideal für „faule Gärtner“, denn man erntet nur die jeweils äußeren Blätter und läßt das Herz stehen. Daraus entwickeln sich regelmäßig neue Blätter.

Wegen des Milchsaftgehaltes verwendete man Salate in der Volksmedizin früher als beruhigendes und hustenlösendes Heilmittel. Hildegard von Bingen empfahl Salat bei Schmerzen oder Schwellungen des Zahnfleisches.

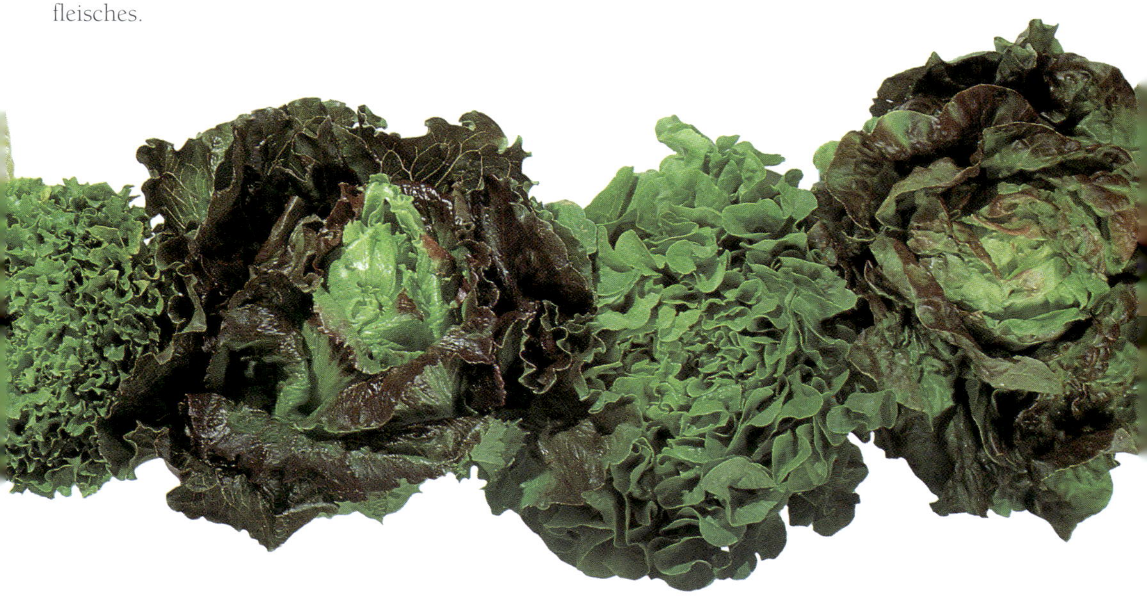

Feldsalat (Rapunzel)

15 Kcal; 70 KJ; 1,8 g Eiweiß; 0,3 g Fett; 3,2 g KH; 0,6 – 1,5 g Ballaststoffe – geeignet für alle Diäten.

Feldsalat verträgt die winterliche Kälte in unseren Gärten, er kann vom Herbst bis in den Frühling hinein geerntet werden. Die frischen, grünen Blätter sorgen in der dunklen Jahreszeit für Vitamine (A, B) und Mineralien (Eisen, Kalzium, Phosphor), beugen der Frühjahrsmüdigkeit vor und verhindern Verdauungsstörungen. Feldsalat sorgt in Salatmischungen für einen pikanten Geschmack.

Würziger Portulak (oben) verfeinert allerlei Speisen, während der vitaminreiche Feldsalat (unten) auch „pur" sehr gut schmeckt.

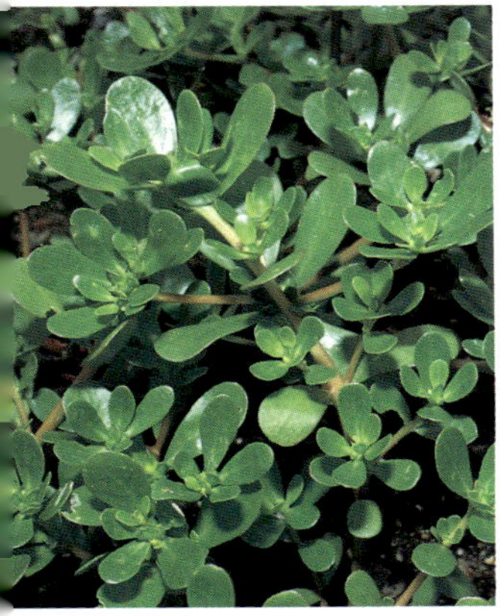

Portulak

26 Kcal; 109 KJ; 1,5 g Eiweiß; 0,3 g Fett; 4,3 g KH; 2 g Ballaststoffe – geeignet für alle Diäten.

Der Portulak ist eine alte, einjährige Salatpflanze mit kleinen, säuerlich schmeckenden Blättern. Daher paßt er besonders gut als Zutat zu würzigen Salaten, Kräutersoßen oder mit Quark als Aufstrich für Vollkornbrote (wegen der Ballaststoffe). Größere Mengen werden wie Spinat zubereitet. Da abgeschnittene Pflänzchen neu austreiben, reicht ein kleiner Gartenvorrat für den ganzen Sommer. In mittelalterlichen Kräuterbüchern wird der Portulak gegen Kopfschmerzen, bei Magenverstimmungen und Zahnfleischerkrankungen empfohlen. Im Winter wird er durch den verwandten Winterportulak ersetzt, der unter Reisig, Folie oder im Frühbeet die Kälte verträgt.

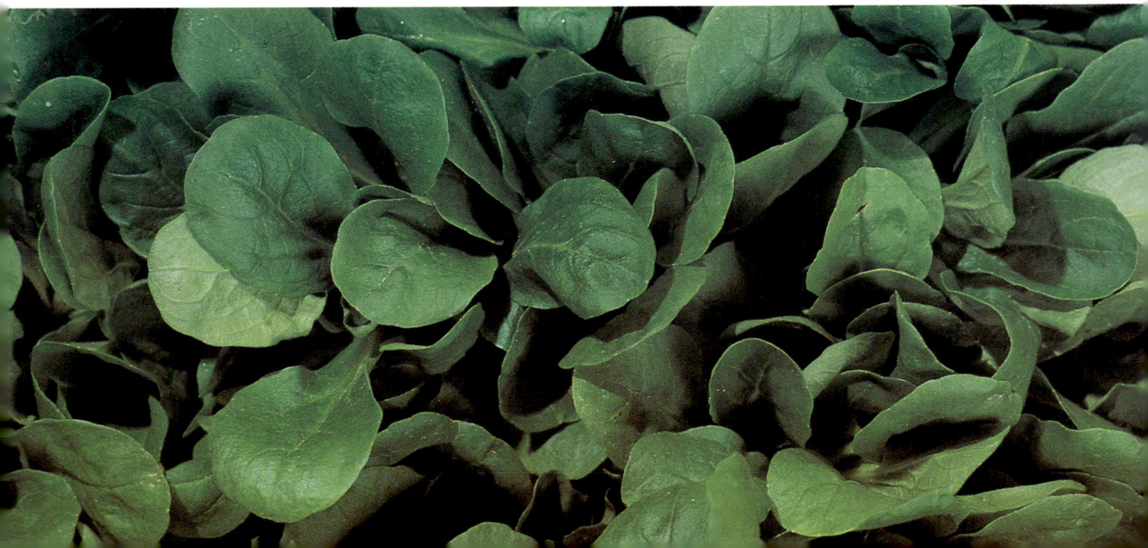

Blatt- und Stielgemüse

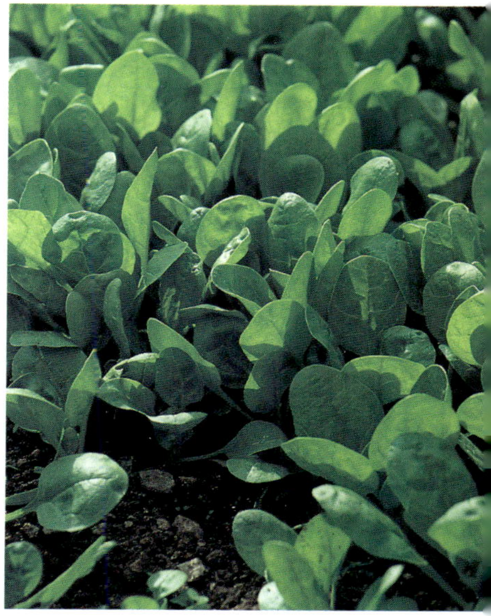

Frischer Spinat kann zu Salaten gemischt werden.

Spinat

Werte für blanchierten Spinat: 12 Kcal; 50 KJ; 2,3 g Eiweiß; 0,3 g Fett; 0,5 g KH; 2,1 g Ballaststoffe – geeignet für alle Diäten. „Spinat ersetzt die halbe Apotheke", sagt eine alte Spruchweisheit. Das hat allerdings vielen Kindern, die matschigen, kleinst-zerteilten Spinat essen mußten, kaum imponiert. Ganz so viel Eisen, wie man früher dachte, enthält Spinat zwar nicht, mit 2 bis 4 mg pro 100 g Gewicht gehört er aber dennoch in die Spitzengruppe und ist somit wichtig für die Blutbildung. In den vollen Genuß des Vitamin- und Mineralienreichtums (beispielsweise das seltene Jod) gelangt man allerdings nur, wenn man den Spinat roh, in feine Streifen geschnitten, als Salat ißt. Andererseits wird durch kurzes Blanchieren der Gehalt an Oxalsäure gemindert. Oxalsäure hemmt die Aufnahme von Kalzium (z. B. in Milch). Wärmt man Spinat auf, steigt die Konzentration wieder an – Spinat sollte daher unbedingt frisch verzehrt werden.

Regelmäßiger Spinatgenuß stärkt die Blutversorgung des Auges und schützt so die Netzhaut vor einer Makula-Degeneration, einer häufigen Ursache für Altersblindheit. Unter Makula versteht man den Gelben Fleck auf der Netzhaut des Auges.

Als Langtagspflanze bildet Spinat nur in Frühling und Herbst seine blattreichen Rosetten aus, während im Sommer wenige Blätter und die Blüten entstehen. Belassen Sie die Wurzeln in der Erde, sie verrotten rasch und fördern die Bodenlockerung.

Achten Sie darauf, Spinat nicht zu stark zu düngen, sonst speichert er zuviel Nitrat. Vor allem bei Trockenheit braucht er genügend Feuchtigkeit (Mulchauflage und Gießen), damit er nicht „schießt".

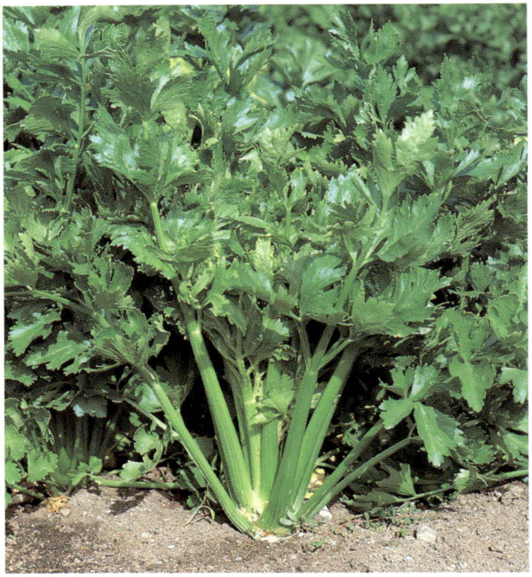

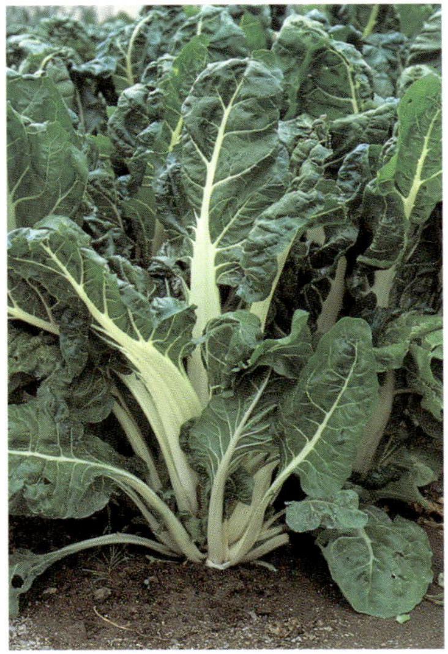

Beim Mangold (rechts) ißt man die gedünsteten, weißen Blattrippen. Bleich- oder Staudensellerie (links) wird roh verzehrt.

Mangold

14 Kcal; 59 KJ; 2,1 g Eiweiß; 0,3 g Fett; 0,7 g KH; 2,0 g Ballaststoffe – geeignet für alle Diäten.

Alle Mangoldsorten, vor allem die rotstieligen, sind Schmuckstücke in jedem Bauerngarten, die selbst im Staudenbeet aparte Farbakzente setzen. Beim Blattmangold werden die Blätter wie Spinat zubereitet, beim Rippenmangold die breiten Stiele gegessen. Mangold ist harntreibend, wirkt entwässernd und regt die Ausscheidung der Verdauungsdrüsen an.

Staudensellerie

15 Kcal; 63 KJ; 1,1 g Eiweiß; 0,2 g Fett; 4,3 g KH, 2,0 g Ballaststoffe – geeignet für alle Diäten.

Die knackig-frischen, grünen oder bleichen (Bleichsellerie) Stengel des Staudenselleries passen, kleingeschnitten, mit ihrem aromatischen, etwas süßlich-brennenden Geschmack (ätherische Öle) zu jedem Rohkostsalat. Zur leichten, vollwertigen Zwischenmahlzeit werden die Stengel, wenn sie in einen Dip aus Kräuterkäse oder -quark getaucht werden. Die Inhaltsstoffe erweitern die Nierengefäße, wirken harntreibend und schwemmen giftige Stoffwechselprodukte aus (z. B. stickstoffhaltige Purine).

Hülsenfrüchte

Der hohe Eiweißgehalt vor allem der getrockneten Samen macht sie zu einer idealen Ersatzkost für Fleisch. Außerdem enthalten Hülsenfrüchte viele Vitamine, Mineralien und leicht verdauliche Kohlenhydrate.

Grüne Bohnen (Stangen-, Buschbohnen)

Werte für gekochte Bohnen: 27 Kcal; 113 KJ; 1,6 g Eiweiß; 0,3 g Fett; 4,4 g KH; 1,9 g Ballaststoffe – geeignet für alle Diäten außer bei Gicht.
Da die Samen und unreifen Früchte ein giftiges Protein (Phasin) enthalten, das nur durch Kochen zerstört wird, dürfen grüne Bohnen auf keinen Fall als Rohkost verzehrt werden. Sie enthalten antidiabetisch wirkende Chromsalze. Ein Tee (1 EL in 150 ml Wasser aufkochen; 15 min ziehen lassen) aus getrockneten Fruchtwänden (ohne Samen) wirkt entwässernd und beugt der Bildung von Harnsteinen vor. Er wird auch bei Nieren- und Herzkrankheiten, bei Rheuma und als leichtes Abführmittel empfohlen.

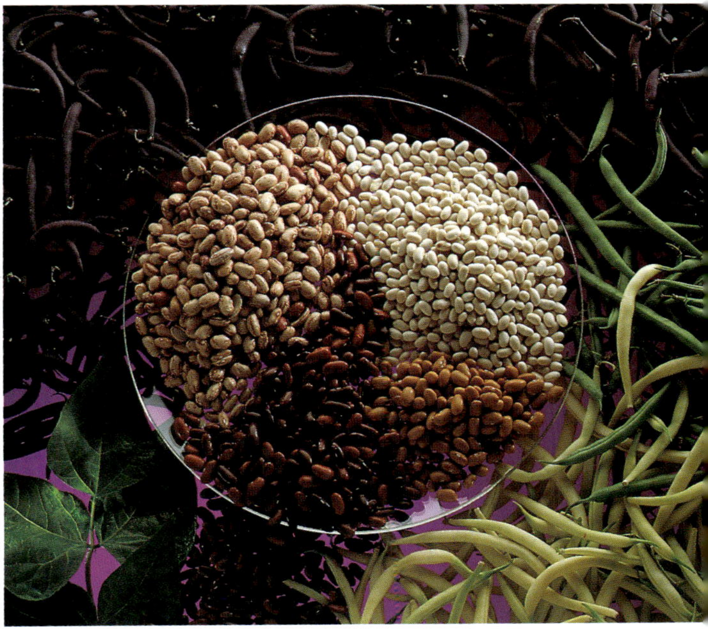

Farbige Bohnen schmecken als Gemüse ebensogut wie zu Salaten.

Dicke Bohnen (Saubohnen)

Werte für getrocknete Bohnen: 309 Kcal; 1293 KJ; 23.9 g Eiweiß; 2 g Fett; 48,9 g KH; 22 g Ballaststoffe – geeignet bei Verstopfung.
Mit einem Eisengehalt von 6,1 mg pro 100 g und B-Vitaminen sind Dicke Bohnen wichtig für die Blutbildung und das Nervensystem. Kombinieren Sie getrocknete Dicke Bohnen mit farbigen Trockenbohnen (Augen-, Azuki-, Flageolet-, Kidney-, Weiße Bohnen), Erbsen, Kichererbsen oder roten Linsen zu einem farbenfrohen, vollwertigen Bohnengemüse. Oder richten Sie die gekochten, abgetropften Boh-

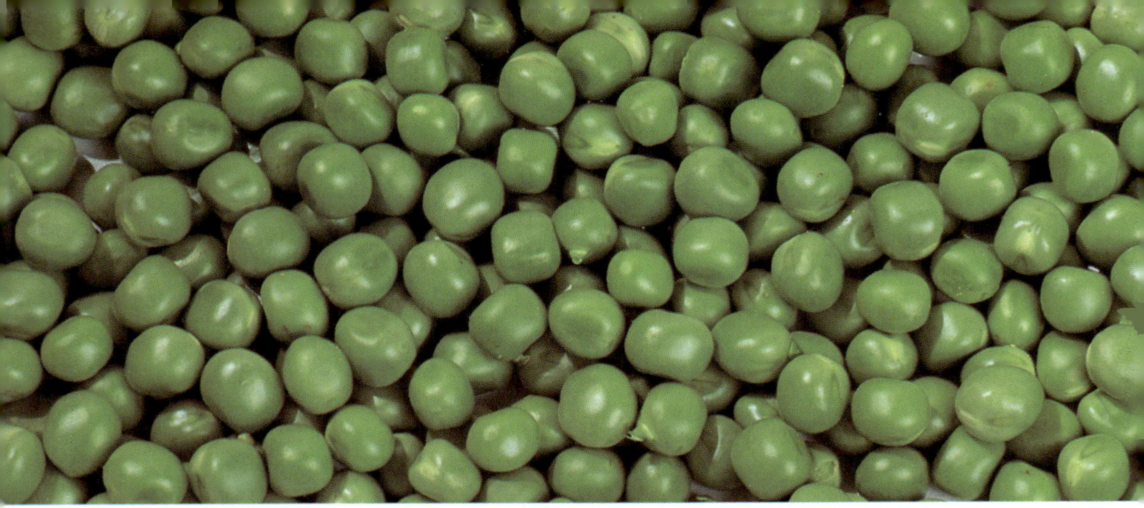

Frisch geerntete Erbsen sind geschmacklich unübertroffen – sonst hilft die Tiefkühltruhe.

nen in Kombination mit Olivenöl, Balsamessig und Staudensellerie auf einigen Salatblättern an.

Mungbohnen-, Sojabohnenkeime

49 Kcal; 205 KJ; 5 g Eiweiß; 1,2 g Fett, 4,6 g KH; 1,1 g Ballaststoffe – geeignet für alle Diäten, neutral bei Osteoporose und Verstopfung.

Sobald die weißlichen Keime sichtbar sind, lassen sie sich für Rohkostsalate verwenden. Ein Joghurtdip mit Kräutern und etwas Pflanzenöl sorgt für zusätzliches Protein und essentielle Fettsäuren. Alle Keime sind reich an Vitaminen, Mineralien und Eiweiß, schmecken frisch und sind leicht verdaulich. Der regelmäßige Genuß von Keimen – auch von Tofu – senkt bei Männern signifikant das Risiko, an Prostatakrebs zu erkranken. Sojareiche Ernährung kann außerdem bei Frauen die typischen Beschwerden der Wechseljahre abmildern.

Erbsen

Werte für gekochte (in Klammern für getrocknete) Erbsen: 68 (272) Kcal; 258 (1138) KJ; 5,4 (23) g Eiweiß; 0,5 (1,4) g Fett; 10,4 (41,2) g KH; 4,1 (16,6) g Ballaststoffe – geeignet bei Übergewicht, Herz-Kreislauferkrankungen, Verstopfung.

Da frische Erbsen weniger Stärke als andere Hülsenfrüchte enthalten, sind sie leichter verdaulich. Bei frischen Erbsen ist der Zuckergehalt besonders hoch (mit der Lagerung nimmt der Stärkeanteil zu). Sie schmecken deshalb frisch geerntet am besten. Natürlich kann man sich mit Tiefkühlen oder Trocknen der Erbsen behelfen.

Tip

Mitgegarte Pfefferminze oder Zitronenmelisse ergeben einen sommerlich frischen Geschmack.

Zwiebelgemüse

Porree (Lauch)

25 Kcal; 105 KJ; 2,2 g Eiweiß; 0,3 g Fett; 3,2 g KH; 2,3 g Ballaststoffe – geeignet für alle Diäten.

Porree gehört in jeden Gemüsegarten, er braucht nur wenig Platz, und die Wintersorten können während der kalten Jahreszeit im Beet verbleiben. Leider fristet Porree in vielen Küchen nur ein kümmerliches Dasein als „Suppengrün", dabei läßt er sich auf mannigfache Weise verarbeiten, z. B. in Gratins, Salaten oder Aufläufen. Porree sollte allerdings, im Unterschied zu der verwandten Lauchzwiebel, nicht roh, sondern nur blanchiert verzehrt werden. Er enthält, wie alle Zwiebelarten, schwefelhaltige ätherische Öle, die die Drüsenfunktionen von Magen und Darm, Galle und Bauchspeicheldrüse anregen. Außerdem verhindert er die Bildung von Gärungs- und Fäulnisgasen im Darm und regt ganz allgemein den Stoffwechsel an.

Der frostharte Lauch kann im winterlichen Beet stehen bleiben.

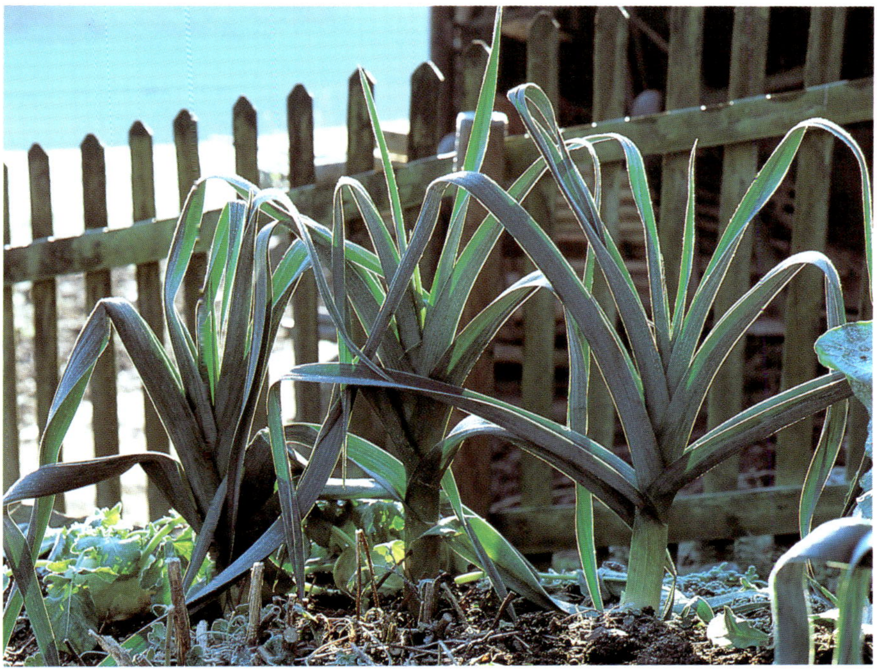

Lauchbrühe (8 bis 10 Stangen in einem Liter Wasser ausgekocht) stabilisiert die Darmflora und versorgt nach Durchfällen den Körper mit Mineralien.

Zwiebel, Schalotten

33 Kcal; 138 KJ; 1,3 g Eiweiß; 0,3 g Fett; 4,9 g KH; 1,8 g Ballaststoffe – geeignet für alle Diäten, neutral bei Osteoporose.

Zwiebeln und Schalotten lassen sich in Trögen auf dem Balkon anziehen. Roh oder gedünstet, verfeinern sie viele Speisen. Die Inhaltsstoffe der Zwiebel regen den Enzymhaushalt des Körpers an und hemmen die Aktivität von Bakterien, die für Gärungs-, Fäulnis- und Entzündungsprozesse ver-

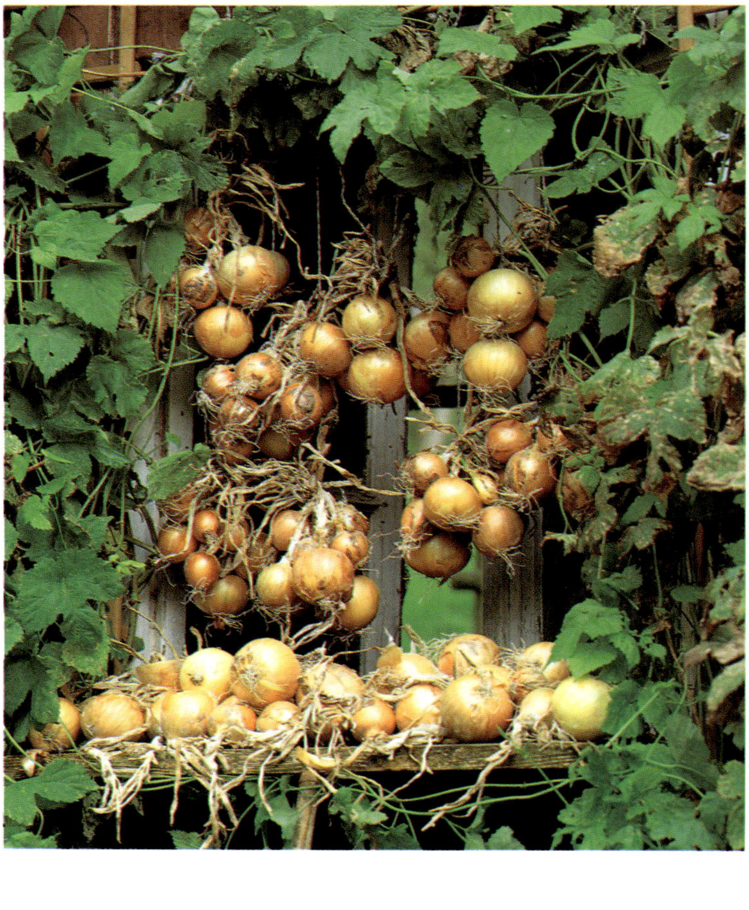

Zwiebeln, gekauft oder geerntet, geben vielen Gerichten eine besondere Note.

Tip

Mit Petersilie oder Milch kann dem „Zwiebel- und Knoblauchduft" danach entgegengewirkt werden.

antwortlich sind. Außerdem werden die lebenswichtigen Kolibakterien des Darmes aktiviert. Zwiebeln unterstützen die Regenerationsvorgänge der Körperzellen, fördern die Verdauung, wirken gegen Darmparasiten und regulieren den Wasserhaushalt, Kreislauf und die Blutbildung. Daher spielt die Zwiebel seit jeher eine wichtige Rolle in der Volksmedizin und als Hausmittel: Innerlich bei Magen- und Darminfektionen, Fieber und Erkältungskrankheiten, äußerlich als Wickel bei Entzündungen im Mund- und Rachenraum, bei Ohrenentzündungen und Bronchitis. Bei rheumatischen Beschwerden, Verstauchungen, Rücken- und Gelenkschmerzen, Schleimbeutelentzündungen und Insektenstichen verreibt man den Saft einer halbierten Zwiebel auf den betroffenen Stellen. Nach neueren Untersuchungen soll das Quercetin der Zwiebel sogar Allergien vorbeugen, da es die Ausschüttung von körpereigenen Histaminen vermindert.

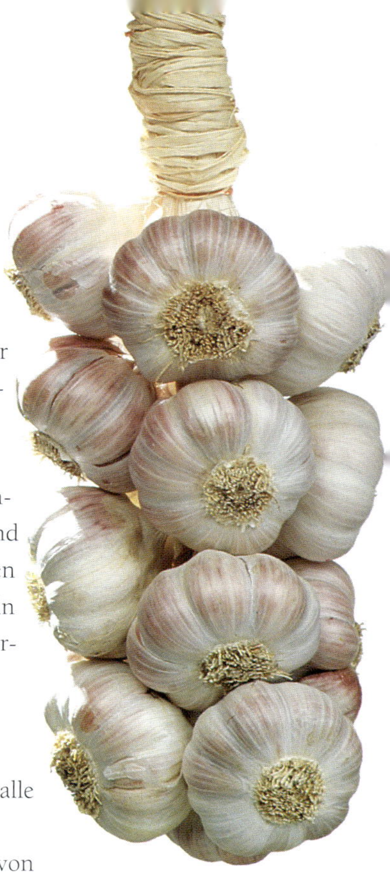

Knoblauch

135 Kcal; 565 KJ; 1,1 g Eiweiß; 0,1 g Fett; 27,5 g KH – geeignet für alle Diäten.

„Eßt keine Zwiebel, keinen Knoblauch, denn wir sollen süßen Odem von uns geben", schreibt Shakespeare im Sommernachtstraum und spricht damit den wichtigsten Nachteil dieser segensreichen Zwiebel an: Im Körper wird das geruchlose Alliin zu dem Wirkstoff Allicin abgebaut, dem Duft, der durch alle Poren eines Knoblauchessers dringt. Der antibakteriell wirkende Knoblauch reinigt und desinfiziert den Darm, fördert die Verdauung und bekämpft Darmparasiten. Viel wichtiger ist jedoch seine Wirkung auf den Blutkreislauf. Er senkt die Blutfette und verhindert die Verklumpung von Blutplättchen. Wer regelmäßig zwei bis drei Knoblauchzehen zu sich nimmt, beugt somit der Arteriosklerose vor. Nicht ohne Grund gehört Knoblauch traditionell zu fetten Fleischgerichten. Darüber hinaus kennt man eine Reihe von Anwendungen in der Volksmedizin: Zerdrückte Knoblauchzehen helfen, äußerlich angewandt, gegen Fußpilz, bei Wunden und Hautekzemen. Knoblauchsaft soll Ohrenentzündungen heilen und Zahnschmerzen lindern. Legen Sie bei Husten und Heiserkeit mehrere in Scheiben geschnittene Knoblauchzehen in Honig ein und nehmen Sie davon mehrmals täglich einen Löffel.

Knoblauch senkt die Blutfette – denken Sie aber an Ihre Mitmenschen!

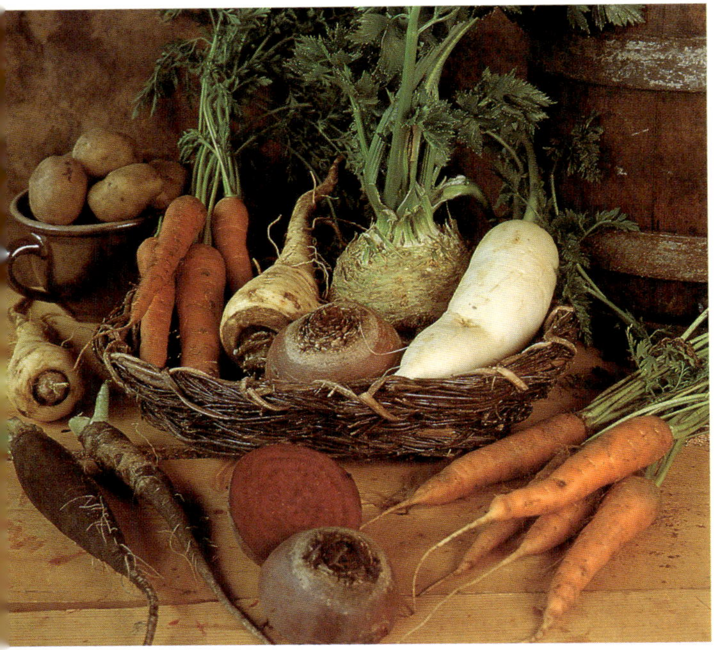

Wurzel-Gemüse

Botanisch betrachtet ist Wurzelgemüse nicht gleich Wurzelgemüse. Nur bei Pastinak und Möhre essen wir die verdickte Hauptwurzel, also eine Rübe. Rettich und Radieschen bestehen aus Wurzel und dem Sproß unterhalb der Keimblätter (Hypokotyl), während die Rote Bete fast ausschließlich vom Hypokotyl gebildet wird. Der Sellerie schließlich hat von allem etwas, Wurzel, Hypokotyl und Sproß.

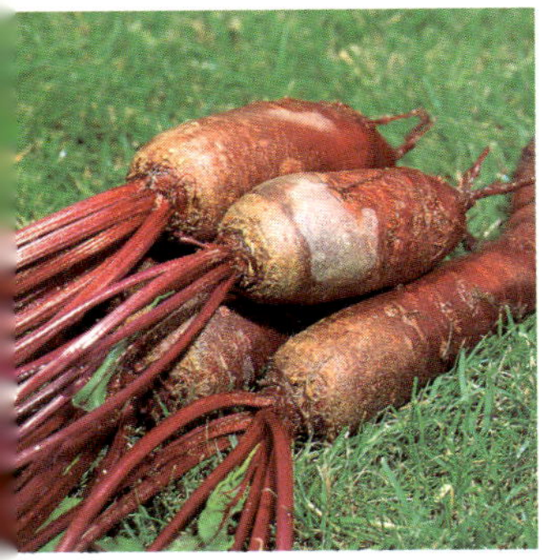

Aus Wurzelgemüse (ganz oben) lassen sich vielerlei Gerichte zaubern. Rote Bete, hier eine lange Sorte (oben), muß gekocht werden.

Saftkuren

Saftkuren, die einmal pro Woche eingeschoben werden, sind so etwas wie ein kleiner Fastentag. Sie dienen der Gewichtskontrolle oder einfach „nur“ zur Entschlackung des Körpers. Trinken Sie unterschiedliche Säfte pur oder in beliebiger Mischung (z. B. Möhren, Rote Bete, Sellerie und Obstsaft), fügen Sie aber keinen zusätzlichen Zucker zu. Als Faustregel gilt, daß Obstsäfte einen höheren Anteil an Frucht- oder Traubenzucker enthalten (sie liefern die Energie), während Gemüsesäfte den Körper mit Mineralien und Spurenelementen versorgen. Da die Säfte, im Unterschied zu Rohkost, keine Ballaststoffe enthalten, schonen sie den Verdauungstrakt. Nehmen Sie etwa 750 Kcal am Tag (1,5 l Saft) zu sich, verteilt auf mehrere Portionen.

Kohlsäfte oder Sauerkrautsaft beugen der Bildung von Magen- und Darmgeschwüren vor und wirken Verstopfung entgegen. Rote Betesaft (Inhaltsstoff Betain) fördert die Leberfunktion und bekämpft das Bakterienwachstum im Darm. Rettichsaft unterstützt die Darmflora und hemmt

Entzündungen der Galle, während Gurkensaft die Haut reinigt und Kürbissaft antirheumatisch wirkt. Nach heftigem Durchfall oder Erbrechen braucht der Körper eine vermehrte Kaliumzufuhr, sonst können Muskelschwächen auftreten. Mit Obst- und Gemüsesäften schaffen Sie hier einen raschen Ausgleich.

Rote Bete

Werte für gekochte Rote Bete: 25 Kcal; 105 KJ; 1,1 g Eiweiß; 0,1 g Fett; 5 g KH; 2 g Ballaststoffe – geeignet für alle Diäten, neutral bei Osteoporose. Die Rote Bete gehört zu den Gemüsearten, die im Schatten Nitrat anreichern. Achten Sie daher im Garten und bei der Balkonaufzucht auf einen sonnigen Standort. Rote Bete wirkt harntreibend, trägt zur Blutbildung bei und regt den Kreislauf an. Damit die wertvollen Vitamine und Mineralien nicht verloren gehen, wird Rote Bete mit dem Blattansatz und der Schale in Salzwasser geköchelt (45 bis 60 min), mit kaltem Wasser abgeschreckt und erst danach geschält. Sie paßt in Suppen, wo sie, wie etwa im russischen Borschtsch, für die rote Farbe sorgt und kann als Gemüsebeilage oder süßsaurer Salat zubereitet werden.

Frisch gepreßte Gemüsesäfte sind energiearm und vitaminreich.

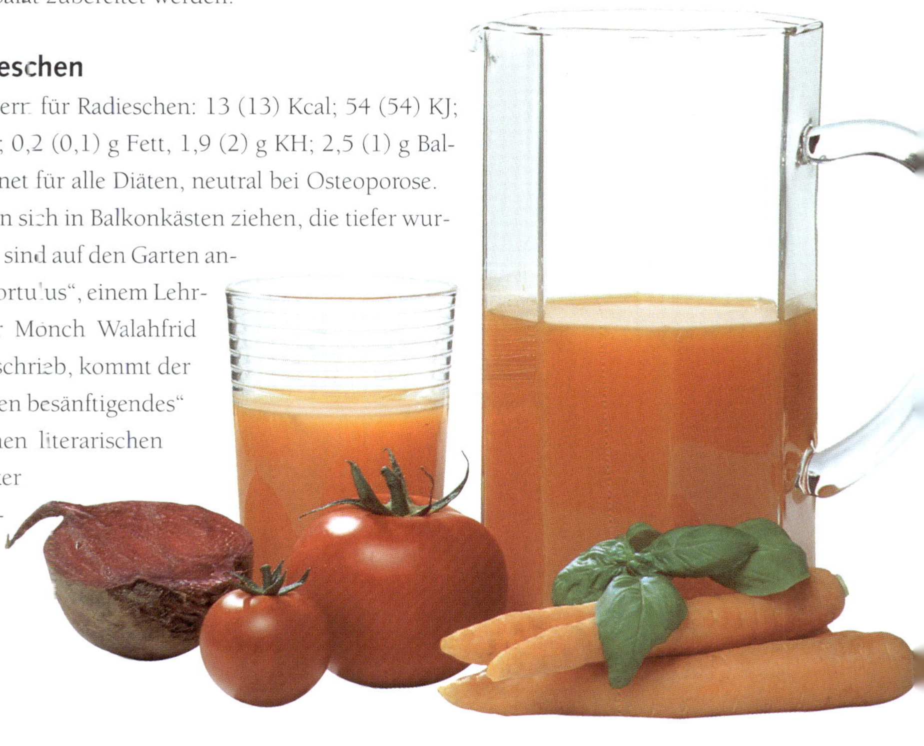

Rettich, Radieschen

Werte in Klammern für Radieschen: 13 (13) Kcal; 54 (54) KJ; 1 (1,1) g Eiweiß; 0,2 (0,1) g Fett, 1,9 (2) g KH; 2,5 (1) g Ballaststoffe – geeignet für alle Diäten, neutral bei Osteoporose. Radieschen lassen sich in Balkonkästen ziehen, die tiefer wurzelnden Rettiche sind auf den Garten angewiesen. Im „Hortulus“, einem Lehrgedicht, das der Mönch Walahfrid Strabo im 9. Jh. schrieb, kommt der Rettich als „Husten besänftigendes“ Gemüse zu frühen literarischen Ehren. In Zucker oder Honig ausgezogener Saft des rohen Rettichs gilt noch

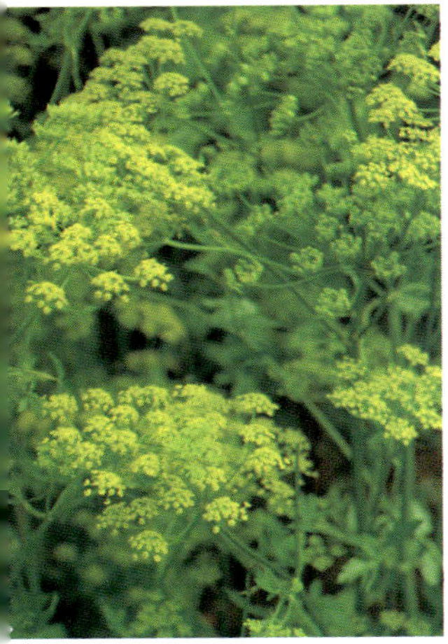

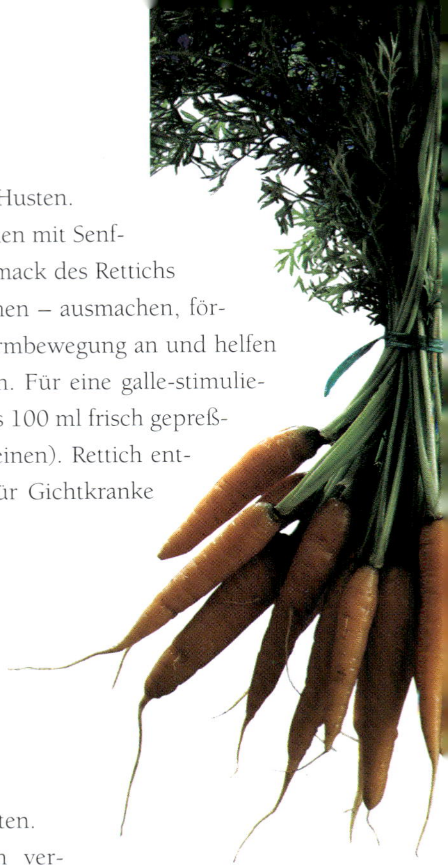

heute als probates Hausmittel gegen Husten.
Seine ätherischen Öle, die zusammen mit Senfölglycosiden den typischen Geschmack des Rettichs – weniger ausgeprägt bei Radieschen – ausmachen, fördern die Verdauung, regen die Darmbewegung an und helfen bei Leber- und Gallenbeschwerden. Für eine galle-stimulierende Kur trinkt man täglich 50 bis 100 ml frisch gepreßten Rettichsaft (nicht bei Gallensteinen). Rettich enthält nur wenig Purin, ist daher für Gichtkranke besonders empfehlenswert.

Pastinaken schmecken zusammen mit Kartoffeln oder Möhrengemüse.

Möhre (Karotte)

Werte in Klammern für gekochte Möhren: 27 (18) Kcal; 113 (75) KJ; 1,1 (0,8) g Eiweiß; 0,2 (0,2) g Fett; 5,2 (3,1) g KH; 3,4 (3) g Ballaststoffe – geeignet für alle Diäten.
Eine knackig-frische Möhre, roh verzehrt, ist der Inbegriff einer gesunden Rohkost-

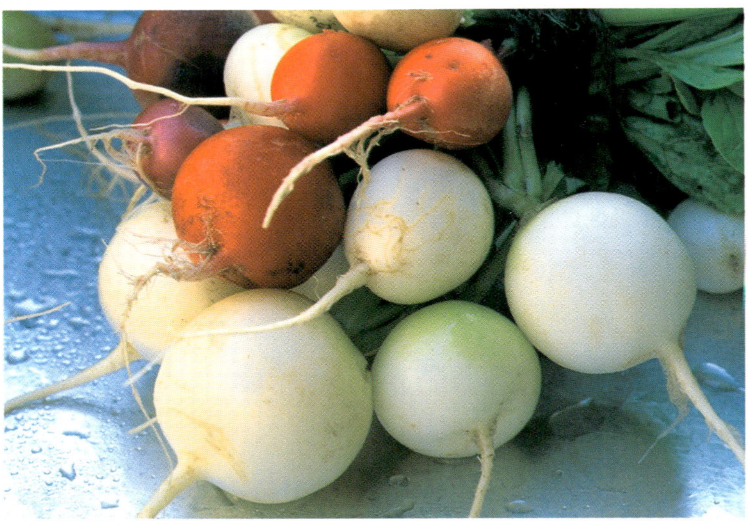

Radieschen brauchen nur wenig Platz im Garten und reifen besonders früh.

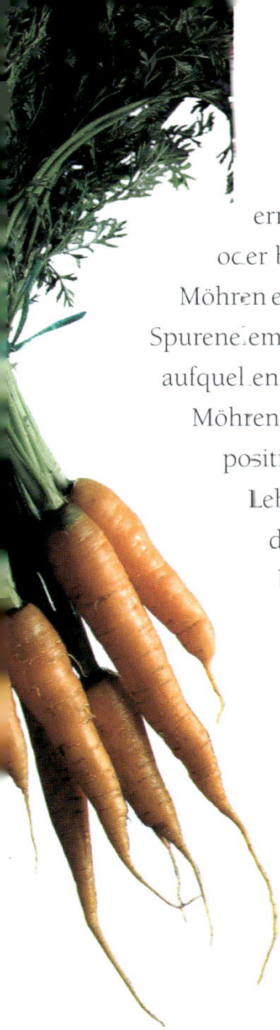

ernährung. Allerdings sollte sie aus dem eigenen Garten oder biologischen Anbau stammen.

Möhren enthalten sehr viel Beta-Carotin, Nickel, Jod und andere Spurenelemente, ätherische Öle und Pektin. Da Pektine im Darm aufquellen, sind Möhren ein gutes Mittel gegen Durchfall. Möhren sind wachstumsfördernd, blutbildend, haben einen positiven Einfluß auf Haut und Schleimhäute, fördern den Leberstoffwechsel, die Schilddrüse und andere Hormondrüsen. Das Beta-Carotin soll das Risiko eines Infarktes bei Frauen senken, zudem beugt es der Bildung des Grauen Stars (Augenkrankheit) vor. Nach neueren Untersuchungen vermehrt Möhrengenuß die Zahl der körpereigenen Abwehrzellen und stärkt damit das Immunsystem. Früher spielten Möhren außerdem eine Rolle bei der Bekämpfung von Darmparasiten (Würmern).

Neben der Vorstufe für Vitamin A enthalten Möhren viele Vitamine und Mineralien.

Möhren, vorzugsweise roh (als Salat mit etwas Pflanzenöl zur besseren Aufnahme von Carotin) oder in Form von Saft gehören einfach zu einer vollwertigen Ernährung. Zur Entlastung von Verdauung und Kreislauf empfiehlt sich eine ein bis zwei Tage dauernde Möhrendiät. Essen Sie über den Tag verteilt 1 bis 1,5 kg Möhren in unterschiedlichen Zubereitungsformen (nicht salzen).

Sauer eingelegte Möhren

Zutaten:

4 große Möhren; 2 Einlegegurken; 2 kleine Zwiebeln; 4 Lorbeerblätter; je 2 Teelöffel weiße Senf- und Pfefferkörner; 1 Sträußchen frischer Dill; 1/4 l Weinessig (5 %ig); 1/4 l Wasser; 20 g Zucker; 10 g Salz

Schneiden Sie die Gurken in bißgroße Stücke und blanchieren Sie die in Scheiben geschnittenen Möhren. Die Zwiebeln werden in Achtel zerschnitten. Kochen Sie Wasser und Essig mit Zucker und Salz auf und füllen Sie alle Zutaten in ein großes Einweckglas oder zwei kleine. Kochen Sie die Gläser für 30 Minuten bei 90° C ein.

Gurkengemüse

Gurken, Zucchini

Werte in Klammern für Zucchini: 13 (19) Kcal; 54 (80) KJ; 0,6 (1,6) g Eiweiß; 0,2 (0,4) g Fett; 2,2 (2,2) g KH; 0,5 (1,1) g Ballaststoffe – geeignet für alle Diäten, Gurken neutral bei Osteoporose.

Gurken aus dem eigenen Garten haben nichts gemein mit dem in Plastik verschweißten, normgerechten Gewächshausgemüse. Im Garten oder auf dem Balkon brauchen sie nährstoffreichen Boden (Kompost). Bieten Sie den Pflanzen ein Klettergerüst an, dann hängen die Gurken von den Trieben herab und sind weniger anfällig für kriechende Schädlinge. Zucchinis brauchen mehr Platz, daher passen sie nicht auf den Balkon. Gurken haben einen hohen Gehalt an Mineralien, dabei vor allem das seltene Spurenelement Selen. Sie schwemmen als wassertreibendes Gemüse Harnsäure aus, wirken entschlackend und beugen Nieren- und Blasensteinen, Rheuma und Verstopfung vor.

Die sogenannten Einlegesorten lassen sich zusammen mit Knoblauch, Dill und Pfefferkörnern in Einweckgläsern mit Essigwasser (zwei Teile 5%iger Essig auf ein Teil Wasser; Salz) problemlos einmachen. Zur Gesundheitsvorsorge gehört auch, daß man sich gut und wohl fühlt. Dazu tragen kosmetisch angewandte Gurken ihren Teil bei: Frische Gurkenscheiben, als Maske auf Gesicht und Hals aufgetragen, wirken zusammenziehend, reinigen unreine, großporige, fettige Haut – und das bei minimalem Kostenaufwand. Auch Gurkenwasser (eine klein geschnittene Gurke in 1 l Wasser etwa 15 min köcheln, durch ein Tuch abgießen) kann zur Reinigung der Haut verwendet werden.

Tip

Eine tägliche Menge von 80 g roher Gurken soll das Risiko, an Krebs zu erkranken, um 40 % vermindern.

Im Unterschied zu den verwandten Gurken werden Zucchini vor dem Verzehr kurz gedünstet.

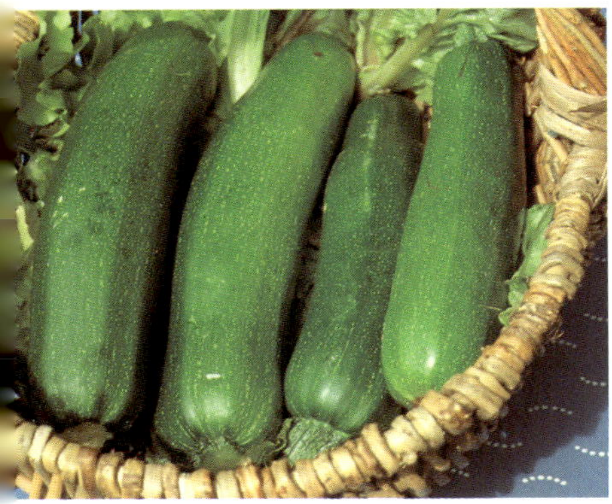

Kürbis

25 Kcal; 105 KJ; 1 g Eiweiß; 0,1 g Fett; 5 g KH; 2,2 g Ballaststoffe – geeignet für alle Diäten, neutral bei Osteoporose.

Kürbisse sind die Riesen – manche werden bis 50 kg schwer – unter den Gartenpflanzen und beanspruchen entsprechend viel Platz in einem nährstoffreichen Beet. Frisches Kürbisfleisch paßt zu Suppen oder kann als Kompott gegessen werden. Da bereits ein Kürbis den Rahmen normaler Mahlzeiten sprengt, sollten Sie die Reste süßsauer für den Winter einlegen; geben Sie frisch geschälten Ingwer als Gewürz zu. Neben seiner harntreibenden Wirkung hat der Kürbis auch medizinisch einiges zu bieten: Verwendet werden die reifen Samen („Kürbiskerne"), die das seltene Spurenelement Selen enthalten. Wer regelmäßig ein bis zwei Eßlöffel Kürbissamen knabbert, beugt damit einer Erkrankung der Prostata vor (bösartiges Prostata-Adenom). Früher galten Kürbissamen auch als Mittel gegen Eingeweidewürmer, jedoch heute nicht mehr.

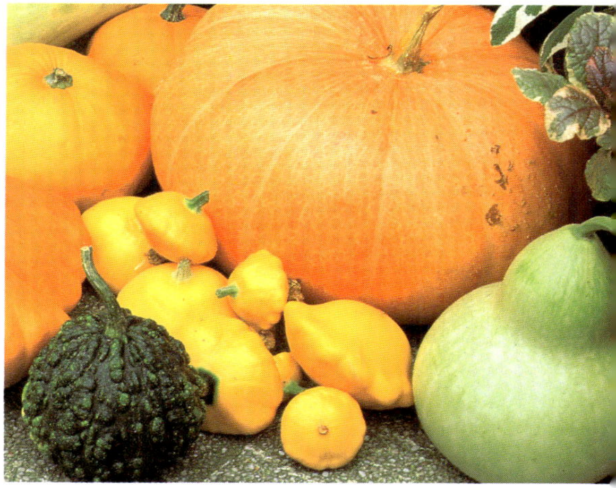

Gurkensalat mit Kräutern

(3 bis 4 Personen)

Inhaltsstoffe: 921 Kcal; 3857 KJ; 42,5 g Eiweiß; 74,2 g Fett; 21,5 g Kohlenhydrate; 4 g Ballaststoffe; 1701 mg Kalium; 980,4 mg Kalzium; 916 mg Phosphor; 111,5 mg Magnesium; 4,95 mg Eisen; 817 µg Vitamin A; 0,28 mg Vitamin B_1; 1,24 mg Vitamin B_2; 0,68 mg Vitamin B_6; 76,5 mg Vitamin C

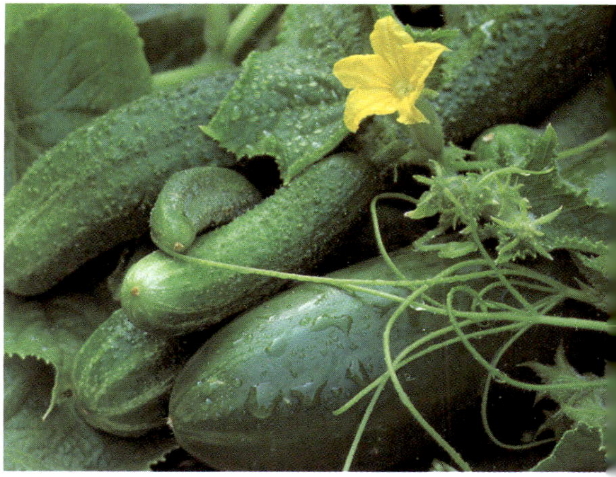

Zutaten:

1 Salatgurke; 100 g geschälte Gurke (Soße); 10 – 15 Radieschen; 2 Eßlöffel Kräuteressig; 4 Eßlöffel Olivenöl; 150 g Ziegenkäse (45% F. i. Tr.); 4 Eßlöffel Magerquark; 1 Becher Magerjoghurt; 1 Knoblauchzehe; Salz; Pfeffer; frische Kräuter, z. B. Dill, Petersilie, Kresse, Schnittlauch; Blüten der Saison

Schneiden Sie Gurke und Radieschen in dünne Scheiben und mischen Sie Olivenöl, Kräuteressig, Salz und Pfeffer unter. Zerkleinern Sie im Mixaufsatz oder in der Küchenmaschine die zerkleinerte, geschälte Gurke mit der Knoblauchzehe, Quark und Joghurt zu einer Soße.

Servieren Sie den Salat mit darübergestreutem, gewürfeltem Käse, Kräutern und Blüten; reichen Sie die Soße extra.

Eine bunte Auswahl von Kürbissen (ganz oben). Gurken (oben) sind besonders vielseitig. Sie wirken entschlackend und sollen Magenkrebs vorbeugen.

Anderes Gemüse

Speise-Rhabarber

Werte für gekochten Rhabarber: 7 Kcal; 29 KJ; 0,5 g Eiweiß; 0,1 g Fett; 1 g KH; 3,2 g Ballaststoffe – geeignet für alle Diäten, außer bei Gicht. Rhabarber gehört zu den Nutzpflanzen, die dank ihrer attraktiven Blätter Blickpunkte in Staudenbeeten setzen. Als Staude liefert er für mehrere Jahre lang die schmackhaften Blattstiele. Der säuerliche Geschmack beruht auf dem Gehalt an Fruchtsäuren, außerdem enthält Rhabarber Vitamine und Spurenelemente. Bereiten Sie Rhabarber frisch als Kompott zu oder kochen Sie ihn, z. B. mit Erdbeeren, als Marmelade ein. Er wirkt entschlackend, regt Galle und Dickdarm an und sorgt für geregelten Stuhlgang. Für medizinische Zwecke verwendet man die Wurzel des Arznei-Rhabarber *(Rheum palmatum)*. Sie wird getrocknet als Tee bei Magen- und Darmkatarrh (Gerbstoffe) und als leichtes Abführmittel getrunken.

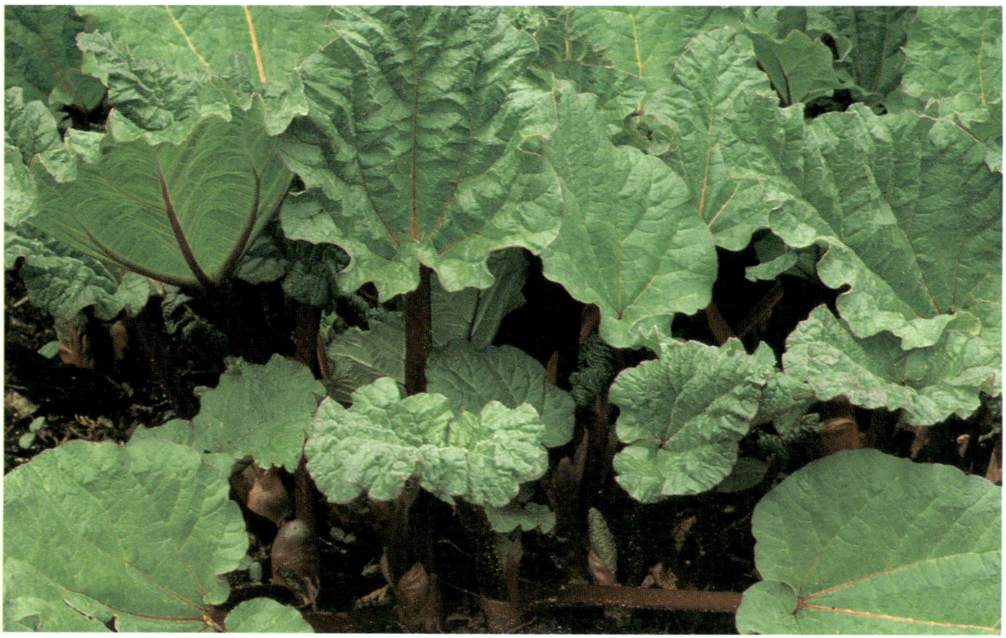

Aus Rhabarber bereitet man ein säuerlich schmeckendes Kompott.

Tomaten

17 Kcal; 71 KJ; 1 g Eiweiß; 0,2 g Fett; 2,6 g KH; 1 g Ballaststoffe – geeignet für alle Diäten, neutral bei Osteoporose und Verstopfung.

Tomaten lassen sich im Kübel problemlos auf dem Balkon ziehen. Hier wie im Garten brauchen sie einen sonnigen Standort, nährstoffreichen Boden und reichlich Bewässerung. Eigene Tomaten sind auf jeden Fall viel würziger und gesünder als gekaufte Einheitsware – wenn auch nicht immer makellos geformt. Reicht die Sonne nicht aus, die Tomaten „erröten" zu lassen, dann schneiden Sie den Zweig mit den grünen Früchten ab. Sie reifen zusammen mit Äpfeln (sie erzeugen das gasförmige Reifehormon Ethylen) nach. Tomaten enthalten wertvolle Spurenelemente wie Bor, Nickel und Kobalt. Sie steigern die Widerstandskraft gegen Infektionen und helfen bei Blutarmut. Da sie nur wenig Purin enthalten (9 mg pro Stück), eignen sie sich gut für die diätetische Ernährung von Gichtkranken. Nach neuesten Forschungsergebnissen beugen Tomaten Krebs vor: Der Farbstoff Lycopen soll das Risiko von Bauchspeicheldrüsenkrebs um 50% senken, während die Wirkstoffe P-Cumarin und Chlorogensäure verhindern, daß sich im Körper die krebserregenden Nitrosamine bilden.

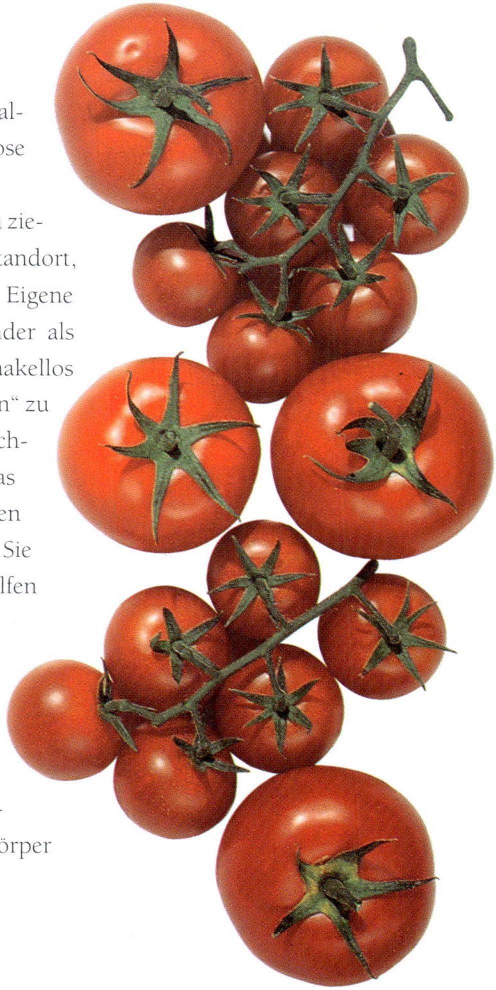

Tomaten reifen nur in voller Sonne aus.

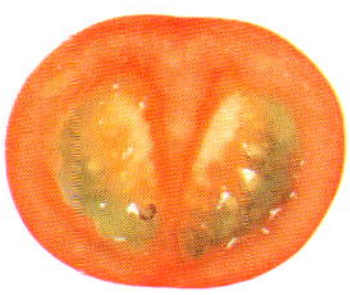

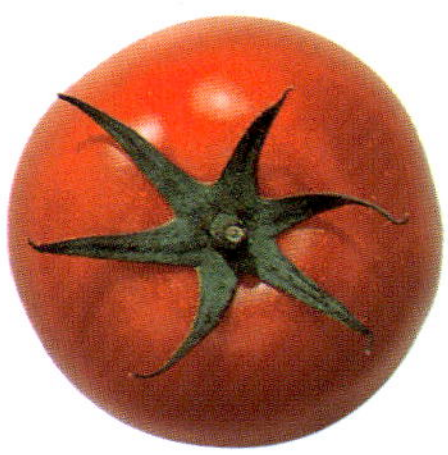

Tomaten enthalten besonders viele Spurenelemente.

Frischgemüse für jede Jahreszeit

	Jan.	Feb.	März	April	Mai	Juni	Juli	Aug.	Sep.	Okt.	Nov.	Dez.
Bohnen							•	•	•			
Erbsen						•	•	•	•	•		
Grünkohl	•	•									•	•
Gurken								•	•			
Kopfsalat					•	•	•	•	•	•	•	
Kürbis									•	•		
Möhren						•	•	•	•	•	•	
Petersilienwurzel								•	•	•	•	
Porree	•	•	•							•	•	•
Radieschen				•	•	•	•	•	•			
Rettich					•	•	•	•	•			
Rosenkohl									•	•	•	•
Rotkohl							•	•	•	•	•	
Sellerie									•	•		
Spinat					•	•				•		
Tomaten								•	•			
Weißkohl						•	•	•	•	•	•	
Wirsing						•	•	•	•	•	•	
Zwiebeln							•	•	•			

Kartoffeln

Werte für Pellkartoffeln: 70 Kcal; 293 KJ; 2 g Eiweiß; Fett in Spuren; 14,8 g KH; 1,7 g Ballaststoffe – geeignet für alle Diäten.

Um gleich mit einem Vorurteil aufzuräumen: Kartoffeln sind keine Dickmacher! Erst fette Soßen oder Zubereitungen wie Bratkartoffeln oder Pommes Frites machen sie dazu. Sie sind kochsalzarm (aber kaliumreich), enthalten Spurenelemente (Aluminium, Nickel, Zink, Jod), leicht verdauliche Stärke, Vitamine, verdauungsfördernde Ballaststoffe und verhindern Magenübersäuerung, Verstopfung und Leberstörungen. Bei Salzkartoffeln gehen lösliche Inhaltsstoffe ins Kochwasser über. Bereiten Sie daher vorzugsweise Pellkartoffeln zu, da die Schale wie eine Schutzschicht die Inhaltsstoffe einschließt. Beachten Sie jedoch, daß Kartoffeln in den grünen Teilen (auch ergrünenden Knollen) das giftige Solanin enthalten.

Lassen Sie bei der Zubereitung von Kartoffeln Ihre Phantasie spielen: Gratins (fettarm mit Gemüsebrühe) und Aufläufe, gefüllte Quark-

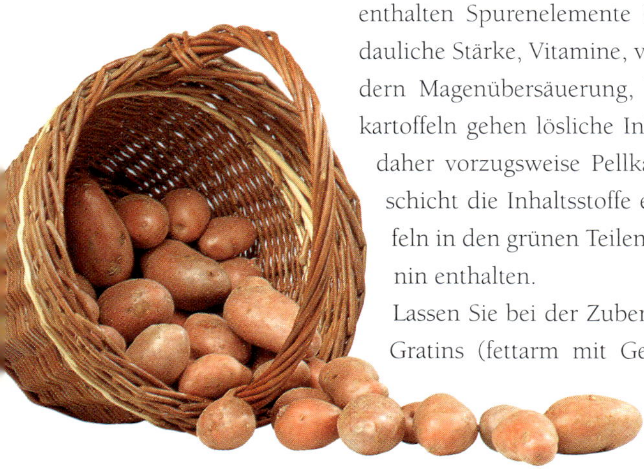

kartoffeln, mit verschiedenen Kräutern oder anderen Gemüsen zubereitete Pürees und, und, und ...

Gekochte, zerdrückte, in ein Tuch eingeschlagene Kartoffeln sind, als Fangopackung, ein altes Hausmittel gegen Rheuma, Hexenschuß und Ischias. Geriebene Kartoffeln mit Öl helfen bei Verbrennungen, Sonnenbrand und rissiger Haut, während rohe Kartoffelscheiben auf den Schläfen Kopfschmerzen und Migräne lindern. Eine ein bis zwei Tage dauernde Pellkartoffeldiät (1 bis 1,5 kg in mehreren Portionen, ohne Salz) führt dem Körper Mineralien zu, entlastet Stoffwechsel, Kreislauf und Verdauung und ist mit 900 bis 1350 Kcal zudem recht energiearm.

Für eine eigene Kartoffelernte brauchen Sie ein größeres Beet.

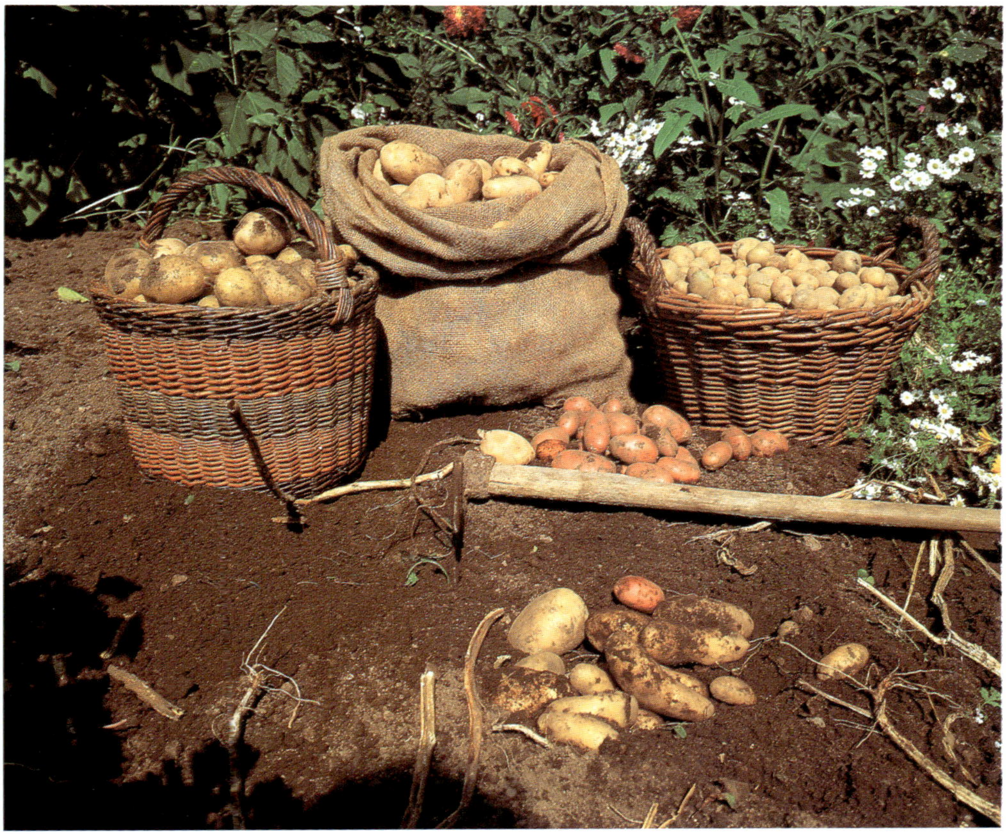

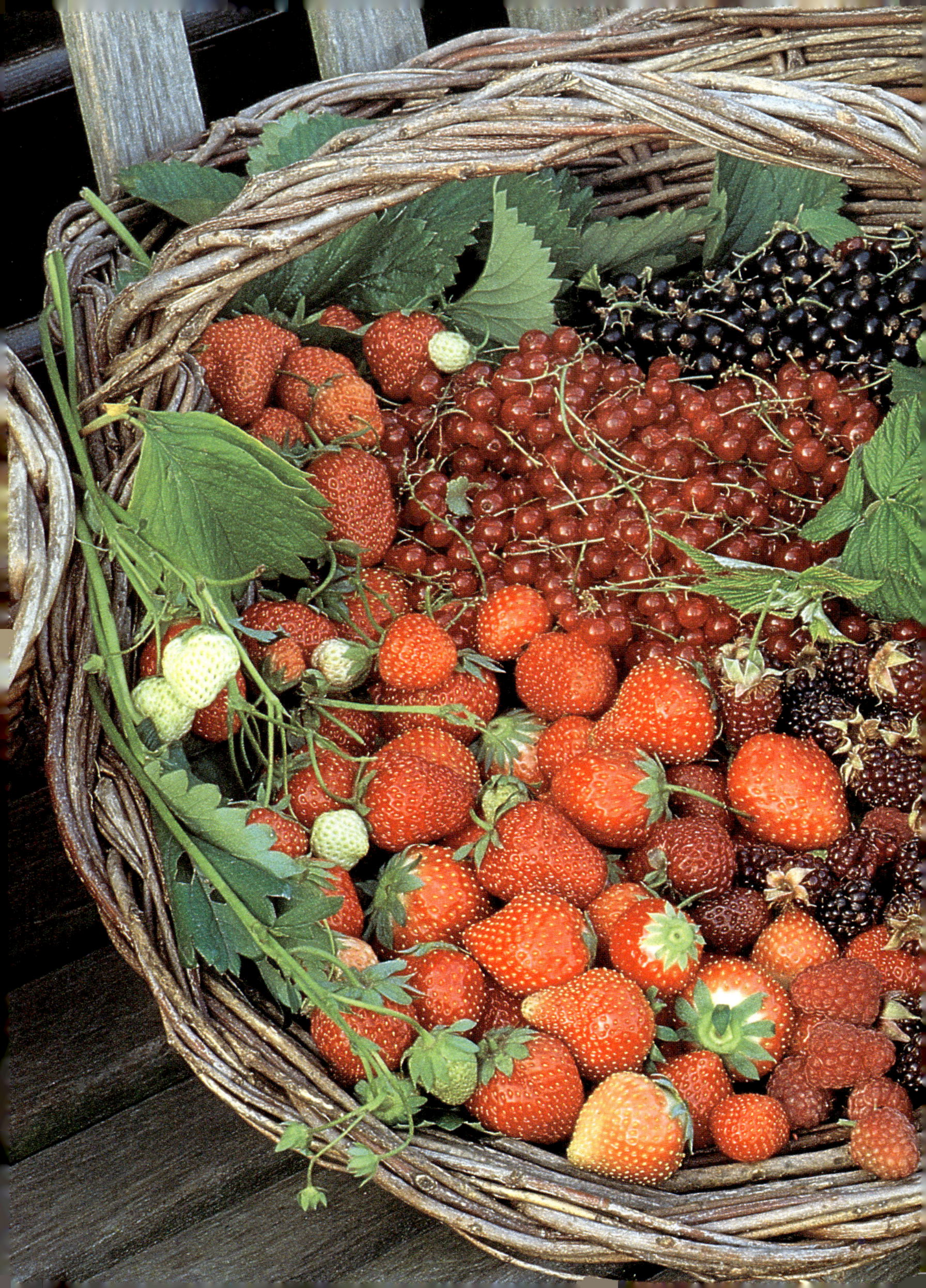

Gesundes Beeren-obst

Frisches, heimisches Beerenobst ist auf bestimmte Jahreszeiten beschränkt – nutzen Sie die Gelegenheit! Ideal sind einige Beerensträucher im eigenen Garten. Sie brauchen nur wenig Platz, sehen hübsch aus und belohnen Ihre Arbeit mit vitamin- und mineralienreichen Früchten, die auch als Marmelade und Kompott eine willkommene Abwechslung auf dem Speiseplan bieten. Behelfen Sie sich in der früchtearmen Jahreszeit mit Südfrüchten.

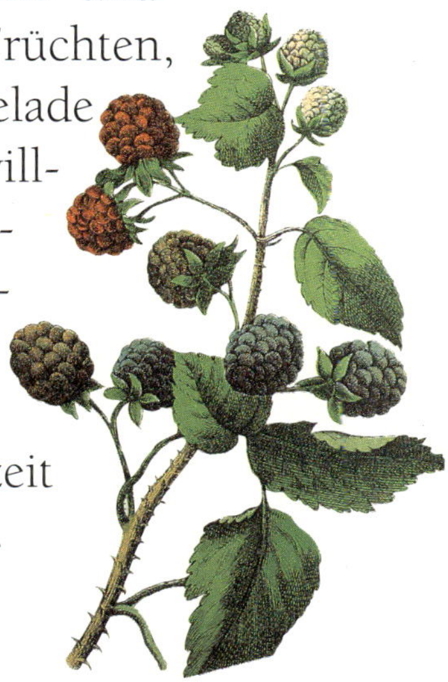

Beerenobst – saftige Vielfalt

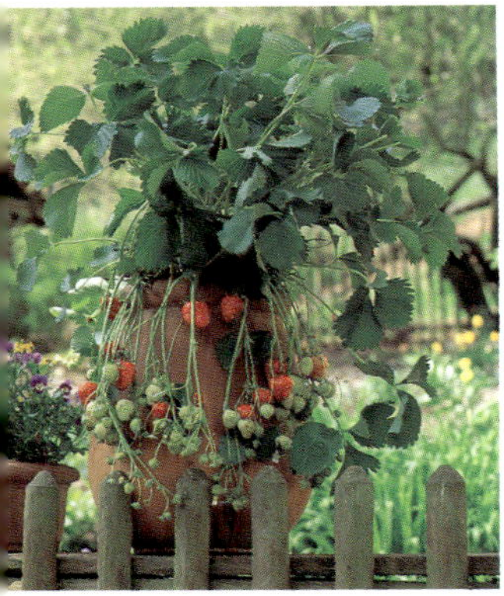

Erdbeeren sind auch „Zierpflanzen".

Ein Korb saftiger Erdbeeren verlockt zum gesunden Naschen.

Beim Beerenobst und anderen Früchten profitieren wir von einem „Trick" der Natur, der sich in den Jahrmillionen der Evolution als besonders effektiv erwiesen hat. Jede Pflanze steht vor dem Problem, ihre Samen so weit wie möglich von der Mutterpflanze zu entfernen, um neue Lebensräume zu besiedeln. In Form der Früchte, die einen oder mehrere Samen umschließen, bietet die Pflanze Tieren schmackhafte Kost an. Nach der Darmpassage werden die Samen unverdaut – und in beträchtlicher Entfernung von der Mutterpflanze – ausgeschieden und können auskeimen. Beeren sind Früchte mit einer fleischigen Fruchtwand. Während in den Samen Eiweiß und Fett als Reserve für den Keimling gespeichert werden, enthält das Beerenfleisch vorwiegend Wasser und Kohlenhydrate.
Die nachfolgenden Angaben über Kalorien- und Nährstoffgehalt beziehen sich immer auf 100 g Obst. Die Zahlen zu Energiegehalt und Inhaltsstoffen (Rohkost, soweit nicht anders erwähnt) beruhen auf Durchschnittswerten und können je nach Standort und Sorte variieren, KH = Kohlenhydrate.

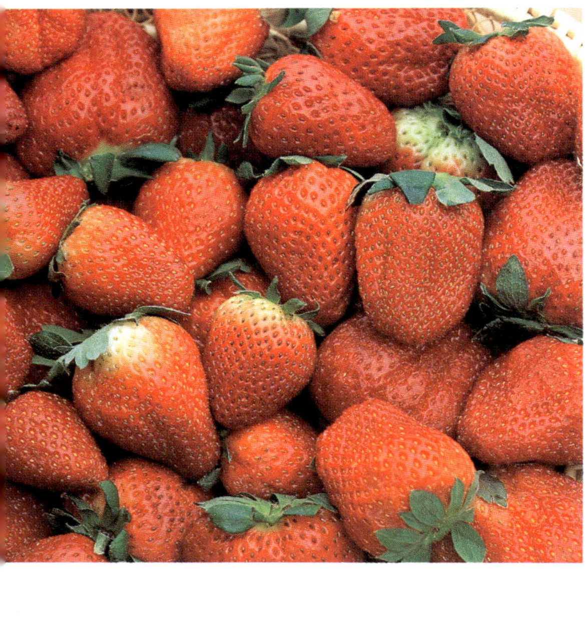

Erdbeeren

33 Kcal; 138 KJ; 0,8 g Eiweiß; 0,5 g Fett; 5,5 g KH; 1,6 g Ballaststoffe – geeignet für alle Diäten. Erdbeeren sind reich an Vitaminen und Mineralien, sie sind leicht verdaulich und sorgen, dank ihres Gehaltes an Ballaststoffen (wasserlösliche Pektine), für eine geregelte Verdauung. Da die Früchte Salicylsäure enthalten, wirken sie leicht antiseptisch, können allerdings auch Allergien hervorrufen. Natürlich schmecken frische Erdbeeren am besten „einfach so", als Dessert oder

Auflage auf einem Tortenboden. Die Früchte eignen sich jedoch genausogut zum Einfrieren (als ganze Frucht oder Erdbeerpüree für Desserts) oder konserviert als Konfitüre und Gelee.

Erdbeerkonfitüre oder -gelee

Zutaten:

1 kg Früchte; 1 kg Gelierzucker; Zitronensaft für das Gelee

Entfernen Sie Stiele und Blätter und waschen Sie die Früchte vorsichtig ab (trocknen mit Küchenkrepp). Geben Sie abwechselnd Früchte und Zucker in einen Topf und lassen Sie alles mehrere Stunden durchziehen. Dann kommt der Topf auf den Herd und wird etwa 10 Minuten lang gekocht. Füllen Sie die heiße Konfitüre in vorgewärmte Marmeladengläser (gut verschließen).

Für das Gelee nehmen Sie nur den Saft der Früchte, der mit derselben Gewichtsmenge Gelierzucker aufgekocht wird. Geben Sie etwas Zitronensaft zu und füllen Sie das Gelee in vorbereitete Gläser.

Brombeeren

49 Kcal; 204 KJ; 1,2 g Eiweiß; 1 g Fett; 6,2 g KH; 3,2 g Ballaststoffe – geeignet für alle Diäten.

Die Früchte sind vitaminreich (vor allem A und C), enthalten Mineralien und Spurenelemente sowie essentielle Fettsäuren. Sie lassen sich gut einfrieren oder (zusammen mit Einmachhilfe, Zitronensaft und Einmachzucker) als Gelee oder Konfitüren einkochen.

Die getrockneten Blätter (Ernte Mai bis August) helfen, als Tee zubereitet, gegen leichte Durchfallerkrankungen und bei Katarrhen des Magens und Darms (zwei Teelöffel getrocknete, zerkleinerte Blätter mit kochendem Wasser übergießen und nach zehn Minuten abseihen). Wegen der Gerbstoffe lindert der Tee Entzündungen der Schleimhäute im Mund-Rachenraum. Zusammen mit anderen, aromatischen Blättern (z. B.

Brombeersträucher bilden dichte Hecken – Früchte gibt es als Zugabe.

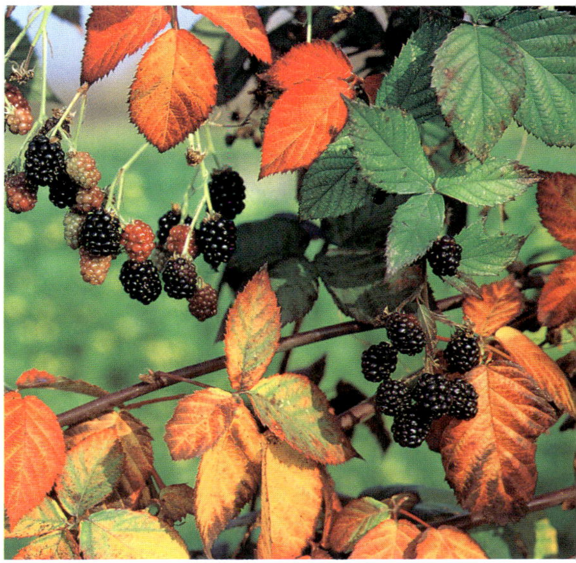

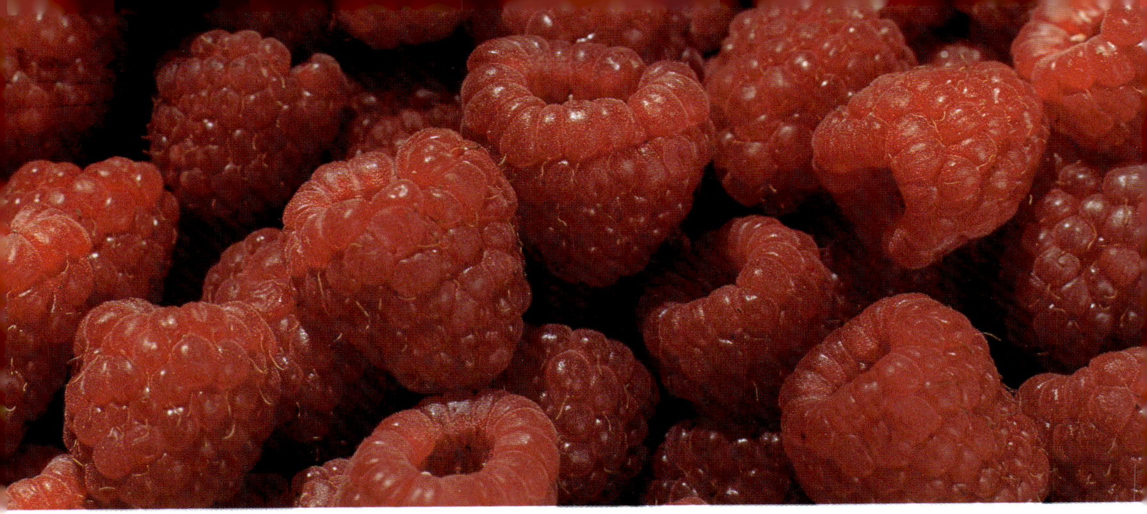

Himbeeren schmecken am besten frisch.

Himbeeressig hat ein mildes, zartes Aroma.

Himbeere, Melisse, Pfefferminze) eignen sich Brombeerblätter auch als schmackhafter Haustee.

Weniger gesund (Alkohol!), dafür aber sehr wohlschmeckend, ist ein Brombeerlikör: Füllen Sie etwa 300 g Brombeeren mit 130 g Kandiszucker und einer zerkleinerten Vanillestange in ein Einweckglas. Gießen Sie 600 g klaren Korn oder Wodka auf. Der Ansatz bleibt etwa zwei bis drei Wochen stehen (gelegentlich schütteln) und wird durch einen Kaffeefilter abgeseiht.

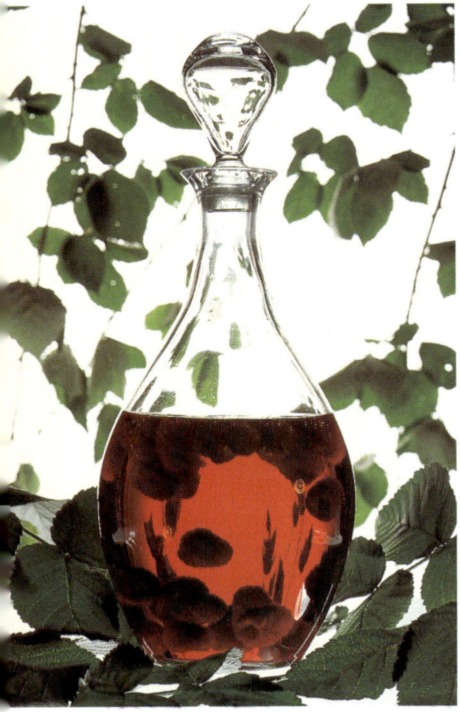

Himbeeren

32 Kcal; 134 KJ; 1,3 g Eiweiß; 0,4 g Fett; 4,8 g KH; 4,7 g Ballaststoffe – geeignet für alle Diäten.

Mit Himbeeren holen Sie sich den frischen Geschmack und Duft des Waldes in Ihren Garten. Für die Gesundheit haben die Beeren ebenfalls einiges zu bieten. Sie sind reich an Ballaststoffen (quellbare Pektine), Mineralien, Vitaminen und leicht verdaulichem Zucker. Frisch vom Strauch oder mit Joghurt geben sie eine hervorragende Zwischenmahlzeit ab. Mit Himbeeressig verleihen sie Rohkostsalaten ein pikant-fruchtiges Aroma: Legen Sie 200 g gut gesäuberte Früchte in einen halben Liter Weinessig ein. Stellen Sie den Ansatz etwa zwei Wochen lang auf die Fensterbank. Gießen Sie anschließend den Essig durch ein feines Sieb ab und kochen Sie ihn kurz auf. Optisch ansprechender wird dieser Essig, wenn Sie ihn anschließend wieder über die Früchte gießen. Als erfrischendes Sommergetränk oder bei Fieber schmeckt mit Mineralwasser verdünnter Himbeersirup (für etwa 300 ml Saft 1 kg Himbeeren pürieren und durch ein Nesseltuch ausdrücken; zusammen mit 500 g Zucker mehrfach kurz aufkochen und den Schaum abschöpfen; in einer fest verschlossenen Flasche im Kühlschrank aufheben).

In der Volksmedizin werden getrocknete Himbeerblätter als Tee (zwei Teelöffel mit kochendem Wasser übergießen, nach fünf Minuten durchseihen) bei leichtem Durchfall, Erkrankungen des Magen-Darm-Traktes, als Reinigungstee, äußerlich oder zum Gurgeln bei Entzündungen empfohlen. Mit Brombeerblättern lassen sich Himbeerblätter als fermentierter Haustee zubereiten. Dazu läßt man die Blätter leicht anwelken (einige Stunden), zerquetscht sie mit einer Nudelrolle und wickelt sie in ein Leinensäckchen ein (ganz leicht anfeuchten). Bei hoher Temperatur (ca. 45° C; z. B. auf einer Heizung) werden die Blätter braun und entwickeln ihr typisches Aroma. Nach einem Tag nimmt man die Blätter heraus und läßt sie trocknen.

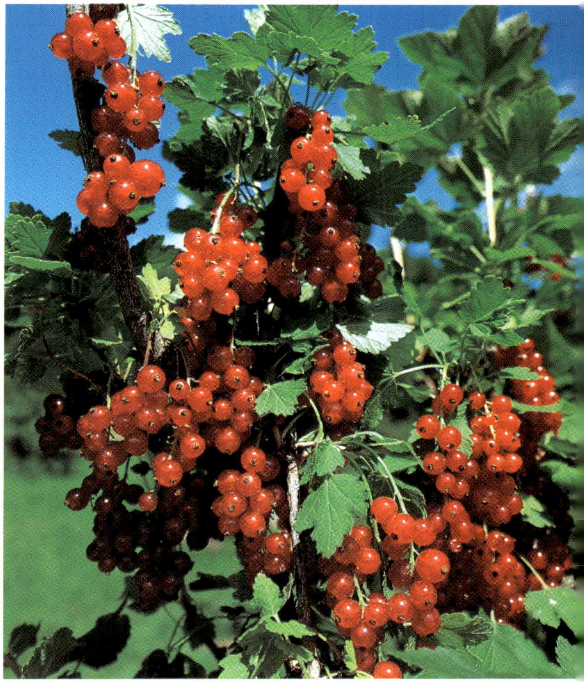

Rote Johannisbeeren sind reich an Vitamin C.

Rote und schwarze Johannisbeeren

Zahlen in Klammern für schwarze Johannisbeeren: 33 (39) Kcal, 138 (163) KJ, 1,1 (1,3) g Eiweiß, 0,2 (0,2) g Fett, 4,9 (6,1) g Ballaststoffe – geeignet für alle Diäten.

Während die rote Johannisbeere am besten frisch schmeckt, wird man ihre herbere schwarze Verwandte eher als Zubereitung genießen. Beide Beerenarten sind reich an Vitamin C und quellbaren Ballaststoffen (Pektin). Der erwärmte Saft der schwarzen Beeren wird bei Erkältungen oder leichtem Durchfall genossen. Ein Tee (zwei Teelöffel mit kochendem Wasser übergießen; fünf bis zehn Minuten ziehen lassen; abseihen) aus den getrockneten Blättern der schwarzen Johannisbeere ist harn- und schweißtreibend, wird in der Volksmedizin als Gicht- und Rheumamittel empfohlen.

Tip

Himbeerblätter, mit anderen aromatischen Kräutern gemischt, ergeben einen hervorragenden Haustee.

Stachelbeeren

37 Kcal; 155 KJ; 0,8 g Eiweiß; 0,2 g Fett; 7 g KH; 3 g Ballaststoffe – geeignet für alle Diäten.

Trotz ihres abweisenden Namens sollten Sie in Ihrem Garten ein Plätzchen für diese anspruchslosen Sträucher reservieren, denn die Beeren enthalten Fruchtsäuren, Vitamin C und reichlich Ballaststoffe. Sie wirken entzündungshemmend und blutreinigend.

Halbreife Stachelbeeren sind wegen ihres sauren Geschmacks kaum roh genießbar. Ernten Sie dennoch regelmäßig etwa die Hälfte der halbreifen Beeren. Die restlichen reifen um so besser aus und belohnen Sie mit saftigem, säuerlich-süßem Geschmack. Kochen Sie die halbreifen Beeren in einer Zuckerlösung (750 g Zucker auf 1 l Wasser) in Einweckgläsern ein. Später können Sie damit Tortenböden belegen, Kuchen oder Desserts zubereiten. Vergessen Sie aber nicht, die Beeren vor dem Einkochen mit einem Zahnstocher einzustechen, sonst platzen sie. Wegen des hohen Pek-

Grüne, unreife Stachelbeeren werden mit Zucker eingeweckt; die vollreifen Früchte sind süßer und verfeinern Nachspeisen.

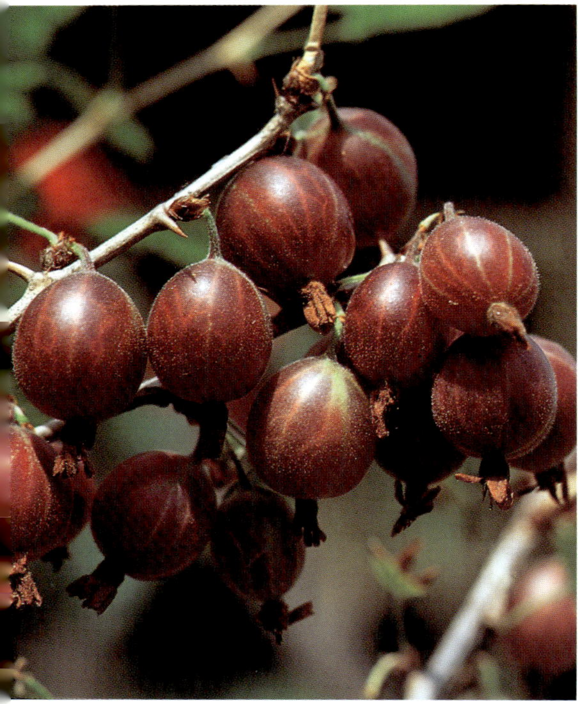

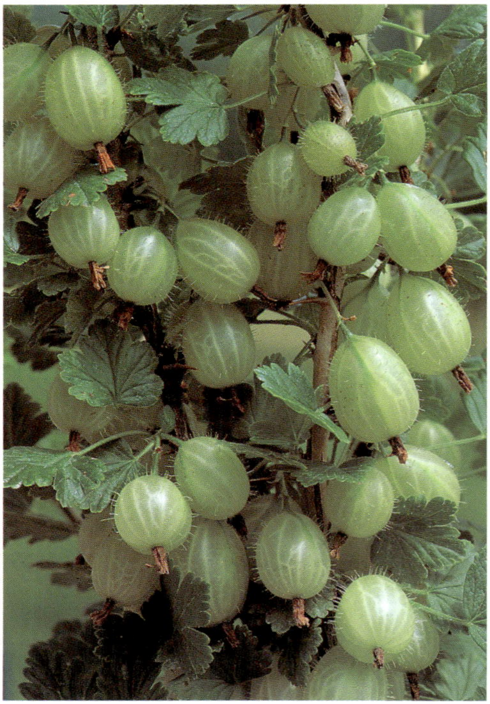

tingehaltes lassen sich die reifen Beeren besonders gut zu Gelee einkochen (z. B. 500 g Stachelbeeren mit 500 g roten Johannisbeeren und 1 kg Gelierzucker).

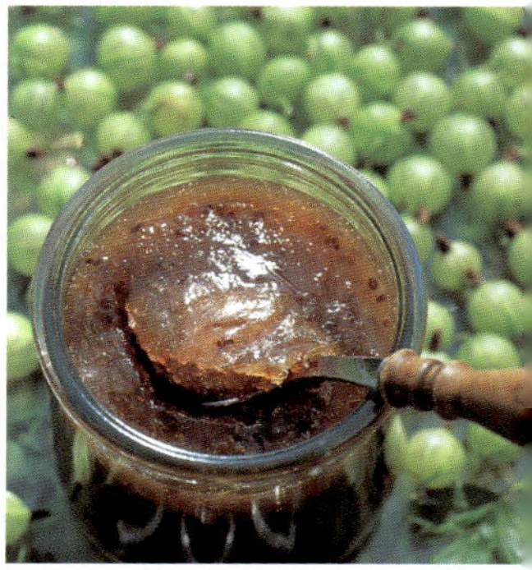

Stachelbeeren enthalten viel Pektin – ideal für Marmelade.

Weintrauben

73 Kcal; 306 KJ; 0,7 g Eiweiß; 0,3 g Fett; 16,1 g KH; 1,5 g Ballaststoffe – geeignet für alle Diäten, außer bei Übergewicht und Diabetes.

Weinreben im eigenen Garten zu ziehen, erfordert etwas Mut. Leider sind unsere mitteleuropäischen Sommer nicht immer sonnenreich genug, um die Trauben zur Vollreife zu bringen.

Zum Glück bietet der Handel aber auch den Nicht-Winzern die schmackhaften Trauben an. Bitte beachten Sie, daß viele Trauben durch Spritzmittel belastet sind, daher müssen sie vor dem Verzehr unbedingt gründlich gewaschen werden. Wegen des hohen Zuckergehaltes sollten sich Diabetiker und Übergewichtige allerdings besser zurückhalten. Mit Schale und Kernen verzehrte Beeren wirken darmanregend, abführend und harntreibend. Sie entschlacken Leber, Nieren und Darm, schwemmen Giftstoffe aus und stärken das Immunsystem. Traubensäfte versorgen den Körper mit Vitaminen, Mineralien (vor allem Kalium und Kalzium) und Spurenelementen. Blattextrakte des Weins sind in Fertigpräparaten enthalten, die bei Venenerkrankungen und Durchblutungsstörungen verordnet werden.

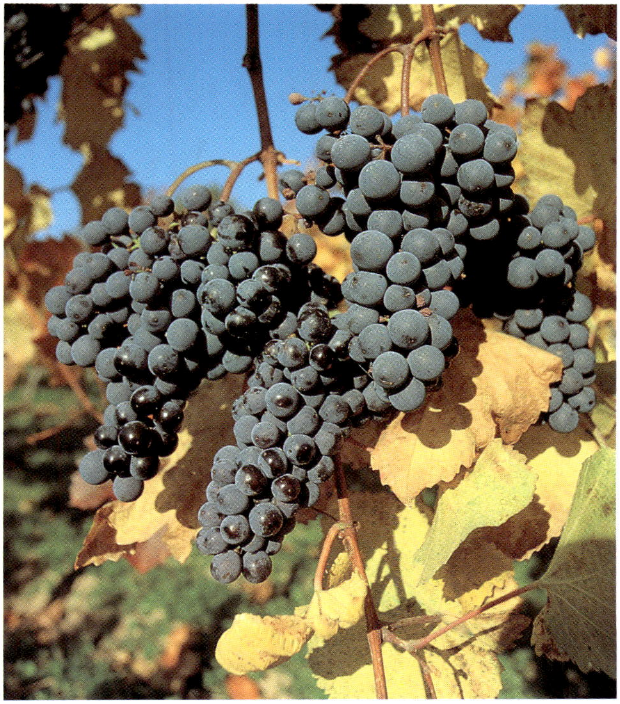

Weintrauben sind eine leichte und gesunde Zwischenmahlzeit.

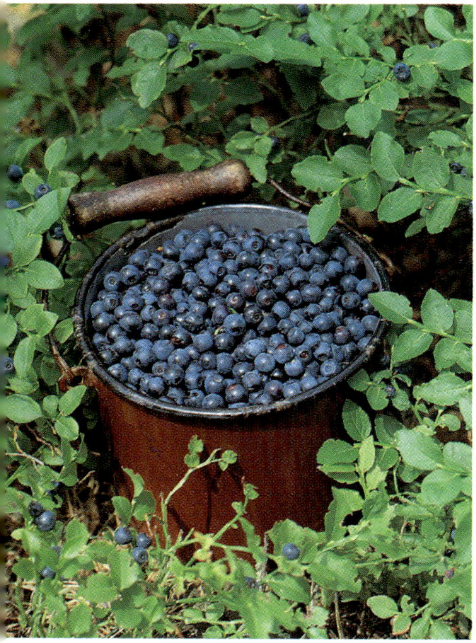

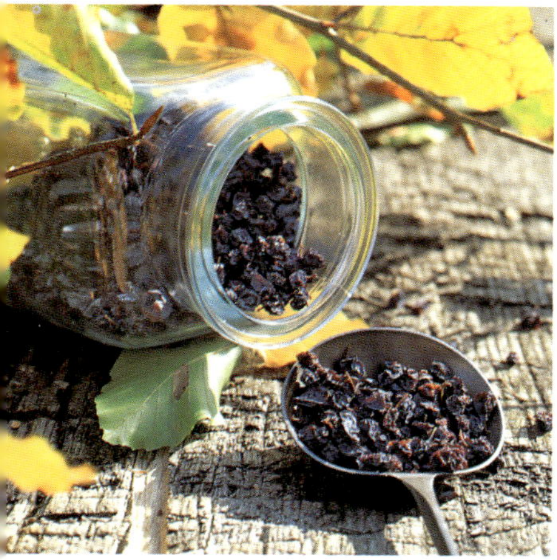

Heidelbeeren (Blaubeeren)

38 Kcal; 159 KJ; 0,7 g Eiweiß; 0,6 g Fett; 6,1 g KH; 4,9 g Ballaststoffe – geeignet für alle Diäten.

Gartenheidelbeeren haben größere Früchte als die wilde Art. Die Beeren sind reich an Gerbstoffen und den Vitaminen B_1, B_2, B_6 und C; sie enthalten Kalium, Magnesium, Phosphor und Eisen. Größere Mengen frischer Heidelbeeren wirken zwar leicht abführend, wichtiger als Durchfalltherapie sind sie als getrocknete Beeren (ausgebreitet auf einem Sieb trocknen). Kauen Sie bei Durchfall ein bis zwei Teelöffel trockene, eingeweichte Beeren oder bereiten Sie einen Tee: Ein bis zwei Eßlöffel der trockenen Beeren werden mit einer Tasse Wasser zwei Minuten gekocht, abgeseiht und zwei Stunden stehen gelassen. Man trinkt den Tee mehrmals täglich. Gegen Entzündungen im Mund-Rachenraum hilft dieser antibakteriell wirkende Tee ebenso wie frischer Beerenpreßsaft.

Die getrockneten Blätter des Strauches sind ein altes Hausmittel: Übergießen Sie einen gestrichenen Eßlöffel fein zerschnittener, getrockneter Blätter mit einer Tasse kochenden Wassers; fünf bis zehn Minuten ziehen lassen und abseihen. Dieser Tee hilft bei Entzündungen im Magen-Darm-Trakt. Medizinisch umstritten ist er als Anti-Diabetes-Mittel. Man hat jedoch in den Blättern relativ hohe Mengen an Chrom nachgewiesen, das möglicherweise die Wirkung des sogenannten Glucose-Toleranz-Faktors unterstützt und so blutzuckersenkend wirkt. In der Volksmedizin wird der Blatttee als Mittel gegen Rheuma, Gicht, bei Durchblutungsstörungen und zur Anregung des Stoffwechsels empfohlen. Ein Dauergebrauch ist unbedingt zu vermeiden (Vergiftungsgefahr durch toxische Diterpene).

Frische Heidelbeeren (oben) sind sehr vitaminreich, getrocknete (unten) helfen bei Durchfall.

Holunderbeeren

Saft: 40 Kcal; 167 KJ; 2 g Eiweiß, 7,5 g KH – geeignet für alle Diäten.

Mit einem Holunderstrauch versetzen Sie sich in die Zeit des Mittelalters, als der „Holderbusch“ mit der darin lebenden „Holdermutter“ zu jedem

Bauernhof gehörte. Die Blätter sollten gegen Hexen und böse Geister schützen.

Holunderbeeren dürfen nicht roh genossen werden, da sie in größeren Mengen Übelkeit und Erbrechen hervorrufen können. Da sie nicht besonders gut schmecken, fällt der Verzicht aber nicht schwer. Nach dem Einkochen der saftreichen Beeren zu Gelee oder in Form von Sirup besteht diese Gefahr nicht mehr. Holundersirup ist ein altes Hausmittel gegen Erkältungen, Rheuma, Neuralgien und wirkt als leichtes Abführmittel. Die kulinarische Stunde des Holunders schlägt aber schon früher, im Juni/Juli, wenn die Blüten erscheinen.

Holunderblüten im Teigmantel

Zutaten:

Blütenstände nach Bedarf (möglichst nicht waschen, sonst geht das Aroma verloren); 125 g Mehl; 3 Eier; 3 Eßlöffel Milch; 1 Prise Salz; Pflanzenfett zum Fritieren; Puderzucker

Bereiten Sie aus Mehl, Eiern, Salz und Milch einen dünnen Teig. Tauchen Sie die Blütenstände ein, bis sie ganz von Teig überzogen sind, und backen Sie sie in heißem Fett aus. Pudern Sie Zucker darüber – warm essen. Wer mag, kann auch drei Eßlöffel Bier zum Teig geben.

Wegen des Fettes und der Kohlenhydrate kann diese Köstlichkeit zwar nicht als besonders leicht und gesund empfohlen werden, aber ... man gönnt sich ja sonst nichts.

Als Ganzes getrocknete Blütenstände (erst nach dem Trocknen die Blüten abstreifen oder abklopfen) sind als Tee ein gutes Mittel, wenn eine fiebrige Erkältung im Anzug ist. Übergießen Sie zwei Teelöffel Blüten mit kochendem Wasser und seihen Sie nach fünf bis zehn Minuten ab. Die Inhaltsstoffe der Blüten – vielleicht auch nur die Hitze des Getränkes – sind schweißtreibend und helfen bei der Bekämpfung des Fiebers. Dieser Tee kann auch zusammen mit Linden- oder Kamilleblüten zubereitet werden.

Tee aus Holunderblüten wird bei fiebriger Erkältung getrunken.

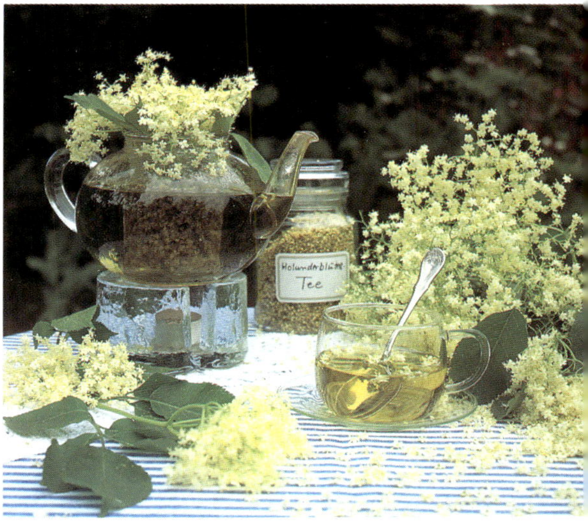

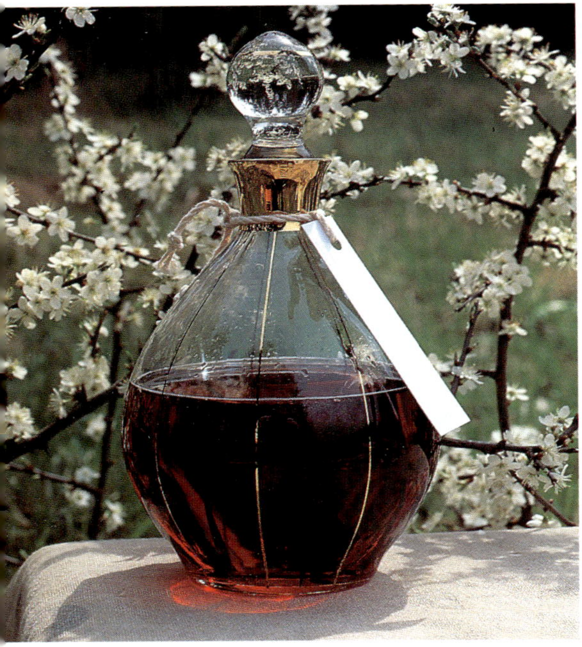

Schlehbeeren (Schwarzdorn)

Man sammelt die Schlehenblüten im Frühjahr (nicht alle, da sonst keine Beeren gebildet werden) und trocknet sie auf einem Sieb. Schlehenblütentee (ein bis zwei Teelöffel mit kochendem Wasser übergießen; fünf bis zehn Minuten stehen lassen; abseihen) ist ein mildes Abführmittel und wirkt harntreibend bei Blasenleiden. Die frischen, Vitamin-C-reichen Früchte sind ungenießbar. Man sammelt sie nach den ersten Frösten, die allerdings ein Aufenthalt im Tiefkühlfach ersetzen kann. Getrocknete Beeren passen zu Fleischsoßen. Schlehengelee bereitet man aus 1 kg Beeren, die mit 100 g Zucker in 1 l Wasser etwa eine Stunde gekocht werden. Dann passiert man die Beeren durch und mischt den Saft mit Doppel-Gelierzucker (Packungshinweise beachten). Das Ganze wird noch einmal aufgekocht, bis sich der Gelierzucker gelöst hat, und in Marmeladengläser abgefüllt. Dieses Gelee gilt in der Volksmedizin als leicht abführend und magenstärkend. Für einen Schlehenlikör brauchen Sie 500 g leicht zerstoßene Beeren, 500 g Kandiszucker, $^1/_2$ l Wasser und $^1/_2$ l Korn. Nach vier bis fünf Tagen wird der Ansatz kurz aufgekocht und durch ein Sieb gefiltert. Fügen Sie nochmals $^1/_2$ l Korn zu (einige intakte Beeren für die „Optik“) und lassen Sie den Likör noch einen Monat reifen.

Für Schlehenlikör setzt man die Beeren mit Korn und Zucker an.

Hagebutten (Hundsrose)

Aus 50 g Blütenblättern (dazu eignen sich alle duftenden Rosenblätter, auch die von Zierrosen), die für einige Tage in 1 l Weinessig eingelegt und auf die Fensterbank gestellt werden, stellt man einen ungewöhnlich schmeckenden Rosenessig her (vor Gebrauch abseihen). Von medizinischer Bedeutung sind jedoch die Schalen (Blütenboden) der Hagebutten. Halbieren Sie die reifen Hagebutten und kratzen Sie die Früchte („Kerne“) heraus. Man trocknet die Schalen in einfacher Lage auf einem Sieb. Hagebuttentee schmeckt als säuerlicher Haustee (ein Teelöffel mit kochendem

Tip

Der sehr saure Schlehenfruchtsaft ist ein Hausmittel gegen Mund- und Halsentzündungen.

Wasser übergießen; 10 bis 15 Minuten ziehen lassen; abseihen) oder als Zusatz zu Brombeer-, Himbeer- oder Erdbeertee. Er gilt in der Volksmedizin bei Nieren- und Blasensteinen als harntreibendes Mittel sowie leicht abführend. Das Vitamin-C-reiche Mark der frischen, entkernten Hagebutten kann als Mus (mit Sahne und Portwein) zu einer Wildsoße zubereitet oder mit Äpfeln und Gelierzucker zu einer Marmelade eingekocht werden (500 g Mus, 100 g Äpfel, 750 g Gelierzucker).

Obstfasten

Einmal pro Woche einen Obsttag einzulegen, ist eine einfache und praktikable Möglichkeit, den Körper zu entschlacken, die Blutfette zu senken und das allgemeine Wohlbefinden zu steigern. Obst enthält kaum Fette und Eiweiß und ist somit leicht verdaulich. Als Grunddiät empfiehlt sich eine tägliche Energiezufuhr von 700 Kcal aus z. B. 400 g Äpfeln, 700 g Birnen und 400 g Bananen. Je nach Geschmack oder Ziel des Fastentages kann diese Diät durch weitere Früchte ergänzt werden:

In frischer Ananas und Papaya sind eiweißspaltende Enzyme enthalten, die bei der Verdauung von Fleisch helfen.

Kirschen, Johannisbeeren und Preiselbeeren wirken antirheumatisch.

Äpfel, Pfirsiche, Pflaumen, Himbeeren und Stachelbeeren helfen bei Müdigkeit und Erschöpfung.

Sauerkirschen, Trauben, Heidelbeeren und schwarze Johannisbeeren stärken Herz und Kreislauf.

Äpfel, Birnen, Sauerkirschen, Himbeeren, Heidelbeeren und Erdbeeren entlasten Nieren und Blase.

Hagebutten von Wildrosen lassen sich vielfältig verwenden.

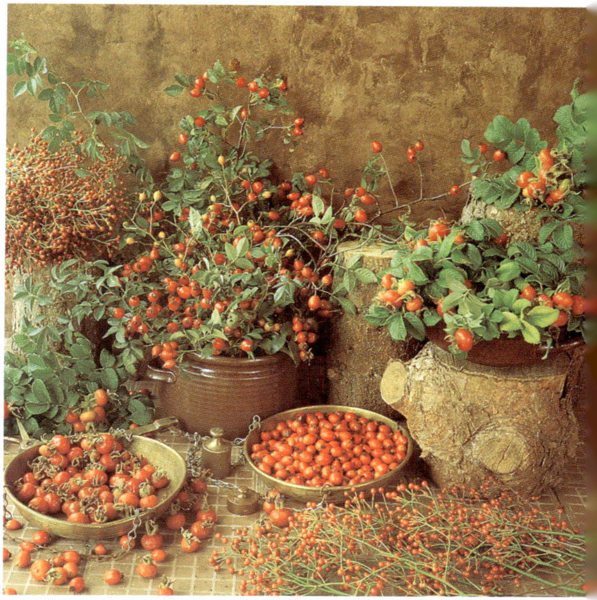

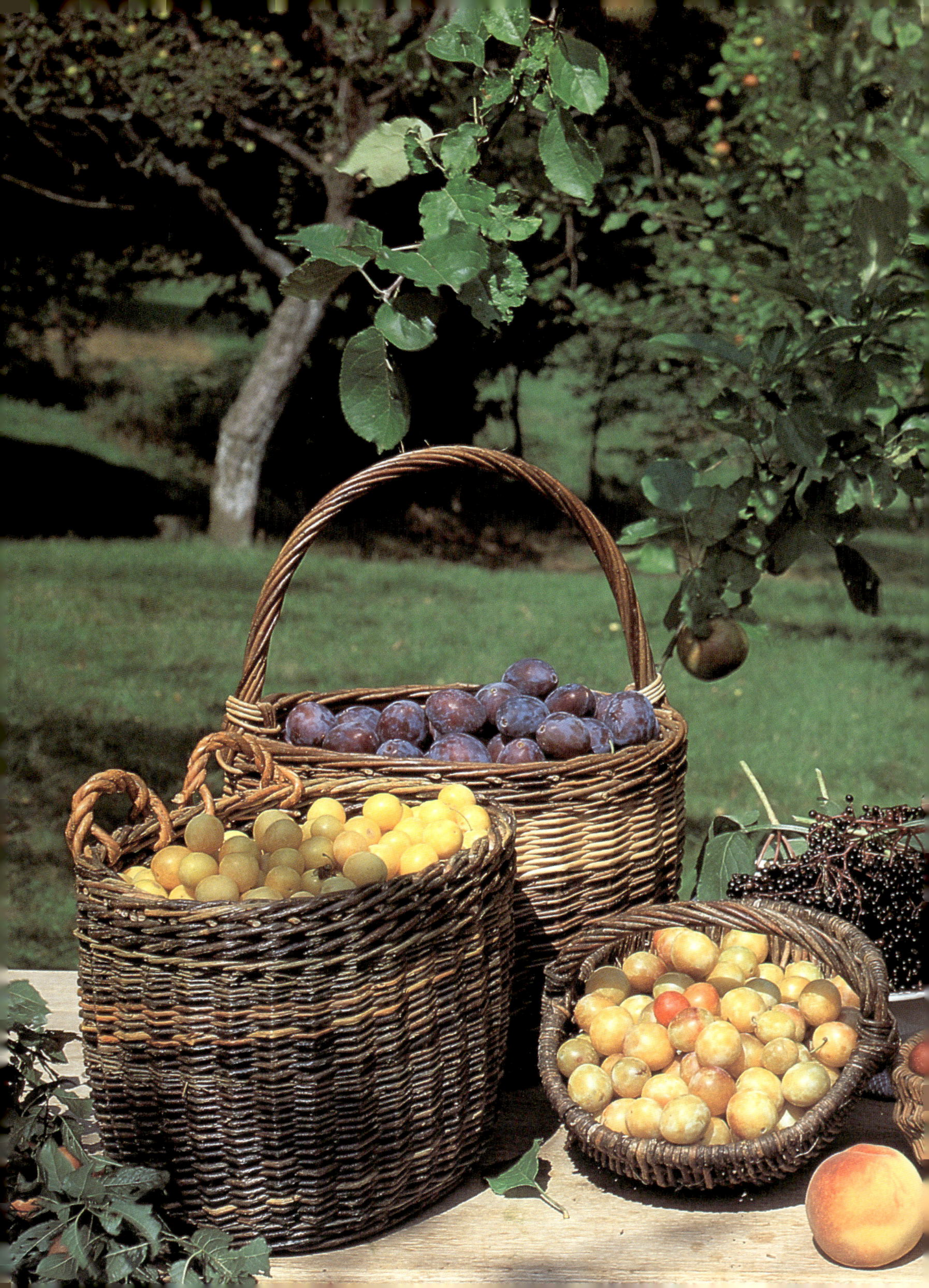

Baumobst als Medizin

Wer eigenes Baumobst in größeren Mengen ernten und genießen möchte, braucht natürlich einen dementsprechend großen Garten. Allerdings lohnt sich dabei auch die Überlegung, einen oder auch gleich zwei kleinwüchsige Obstbäume nur zur Zierde zu pflanzen. Die duftigen Blüten im Frühjahr und die bunten Früchte im Sommer und Herbst schmücken jeden Garten. Vor allem Kinder lieben es, die eigenen Äpfel oder Birnen zu ernten und gleich zu essen.

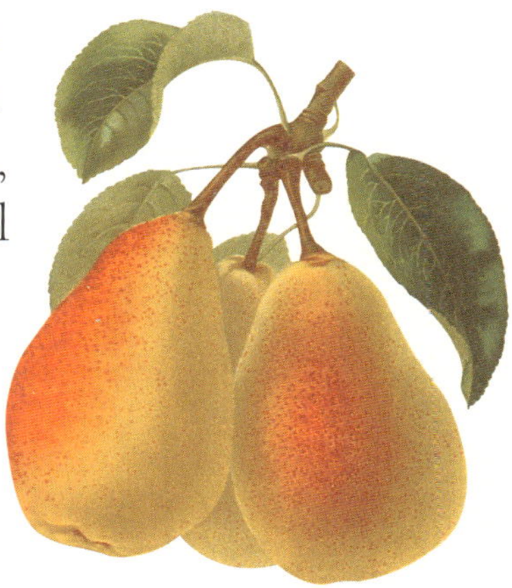

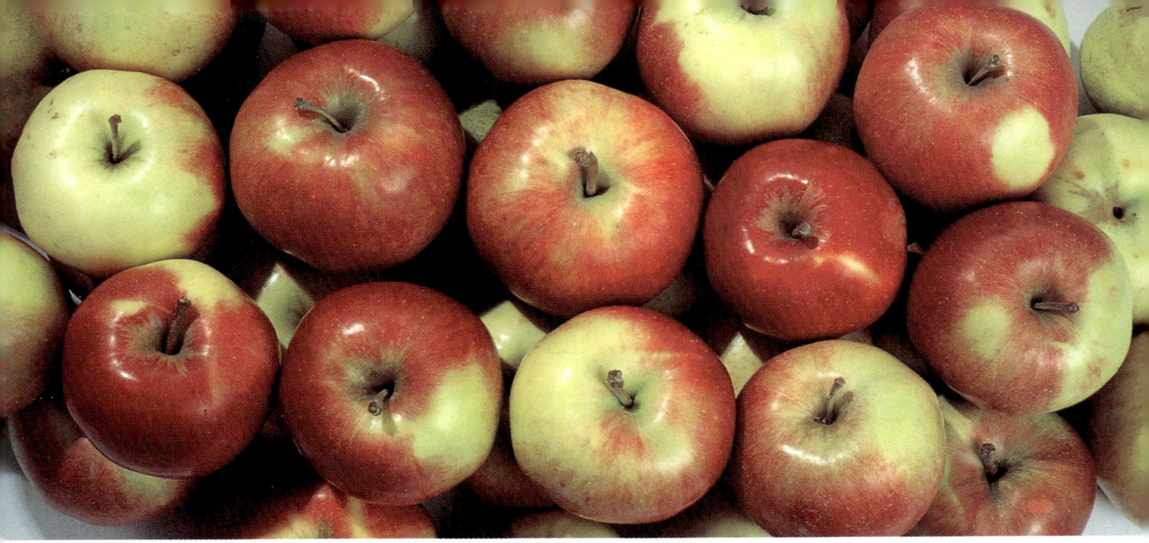

Äpfel (oben) enthalten alles, um den „kleinen Hunger" zu stillen. In Scheiben geschnitten und getrocknet (unten rechts) sind sie lange haltbar.

Kernobst-Porträts

Die nachfolgenden Angaben über Kalorien- und Nährstoffgehalt beziehen sich immer auf 100 g Obst. Die Zahlen zu Energiegehalt und Inhaltsstoffen (Rohkost, soweit nicht anders erwähnt) beruhen auf Durchschnittswerten und können je nach Standort und Sorte variieren, KH = Kohlenhydrate.

Äpfel

Werte mit Schale: 54 Kcal; 226 KJ; 0,3 g Eiweiß; 0,6 g Fett; 10,4 g KH; 2 g Ballaststoffe – geeignet für alle Diäten.

Apfelbäume sind robuste Gehölze, die optimal an das mitteleuropäische Klima angepaßt sind. Sie schmücken den Gartenfrühling mit ihren Blüten, bilden prächtige Kronen aus und belohnen uns von Spätsommer bis Herbst mit ihren Früchten in mannigfachen Geschmacksnuancen. Achten Sie jedoch stets darauf, mindestens zwei Apfelbäume zu pflanzen, denn Äpfel sind auf Fremdbestäubung angewiesen. Die eigentliche Arbeit übernehmen dann die Bienen. Fragen Sie in Baumschulen und Gärtnereien nach den verschiedenen Sorten oder prüfen Sie, bevor Sie sich entscheiden, den Geschmack unterschiedlicher Apfelsorten. In der nachfolgenden Tabelle finden Sie einige der bekanntesten Apfelsorten.

Äpfel enthalten zahlreiche Vitamine, viele Mineralien und Spurenelemente. Da sie sehr arm an Purinen sind, eignen sie sich hervorragend als

Tip

Ein Tee aus getrockneten Apfelschalen schmeckt hervorragend (2 Eßlöffel davon mit kochendem Wasser übergießen, 15 Minuten abgedeckt ziehen lassen und mit Zitronensaft abschmecken).

Diät bei Gicht. Das englische Sprichwort „An apple a day keeps the doctor away" sagt es deutlich: Äpfel sind wunderbare prophylaktische Lebens- und Heilmittel. Die Pektine (vor allem in der Schale enthalten) regeln die natürliche Tätigkeit von Magen und Darm, außerdem beugen sie der Bildung von Magengeschwüren vor. Rohe, geriebene Äpfel senken das Fieber und wirken gegen Durchfall. Gerade fiebrige, apathische Kinder, die nichts essen wollen, lassen sich vom frischen Geschmack eines geriebenen Apfels leichter „verführen". Äpfel unterstützen die Verdauung von Fett und Eiweiß. Bereits zwei bis drei Äpfel täglich senken den Cholesterinspiegel und beugen Arteriosklerose und Herzinfarkt vor. Sie entgiften den Körper, weil sie Leberstoffwechsel und Harnblase anregen und die Giftstoffe ausschwemmen helfen.

Äpfel sind eine gute Diät bei Leber- und Gallenproblemen, Magenverstimmung und Darmreizung – als Hausmittel sogar bei Kopfschmerzen. Nach neueren Forschungsergebnissen haben Äpfel auch eine positive Wirkung auf das Immunsystem. Sie sollen wirksam gegen Viren sein und somit die Überwindung von Erkältungen und Infektionen fördern. Äußerlich angewandt wirken sie blutgerinnend und unterstützen die Heilung von Wunden.

Apfelsorten

Sorte	Erntezeit	Geschmack, Anmerkungen
Alkmene	IX–X	fruchtig-süß, aromatisch
Ananasrenette	X	gelbliches Fleisch, Weinaroma
Berlepsch	IX–XI	säuerlich, würzig, 23,4 mg Vitamin C
Boskoop	X–XI	fein säuerlich, kräftig-würzig, 16,3 mg Vitamin C
Cox Orange	IX–XI	fein säuerlich, würzig, 10–20 mg Vitamin C
Golden Delicious	X	fein süß, aromatisch, 8 mg Vitamin C
Goldparmäne	IX–X	würzig-süß, knackig, 18,1 mg Vitamin C
Gravensteiner	IX–XI	sehr aromatisch, saftig, besonders guter Geschmack, 7,8 mg Vitamin C
Jakob Fischer	IX	große Frucht, säuerlich frisch
Jakob Lebel	IX–X	säuerlich-saftig, mürbes Fleisch
James Grieve	IX–X	fein säuerlich, würzig, 6,8 mg Vitamin C
Jonathan	X	süß bis fein säuerlich
Kaiser Wilhelm	X	festes Fleisch, saftig-würzig
Klarapfel	VII–VIII	leicht säuerlich, frisch, 15,3 mg Vitamin C
Malling Kent	X–XII	aromatisch süß, leicht säuerlich
Ontario	X	fruchtig, leicht säuerlich, 20,6 mg Vitamin C
Rote Sternrenette	X	tiefrote Frucht, süß-säuerlich
Schöner aus Nordhausen	X	gelbliches Fleisch, würzig
Winterglockenapfel	X	knackig-frisch, säuerlich, 10–20 mg Vitamin C
Winterrambour (Alte Sorte)	X	weißes Fleisch, süß-säuerlich, hoher Vitamin-C-Gehalt

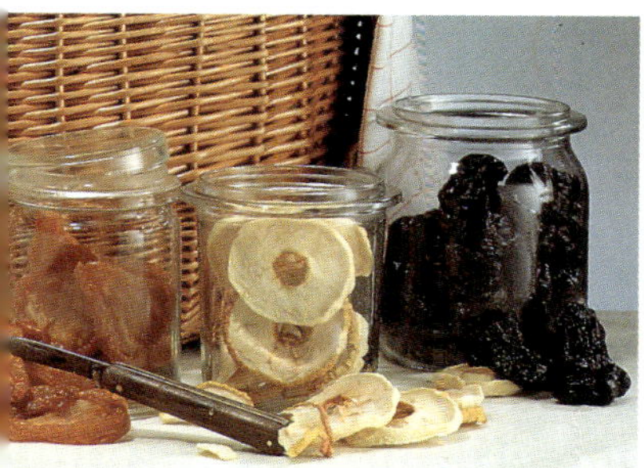

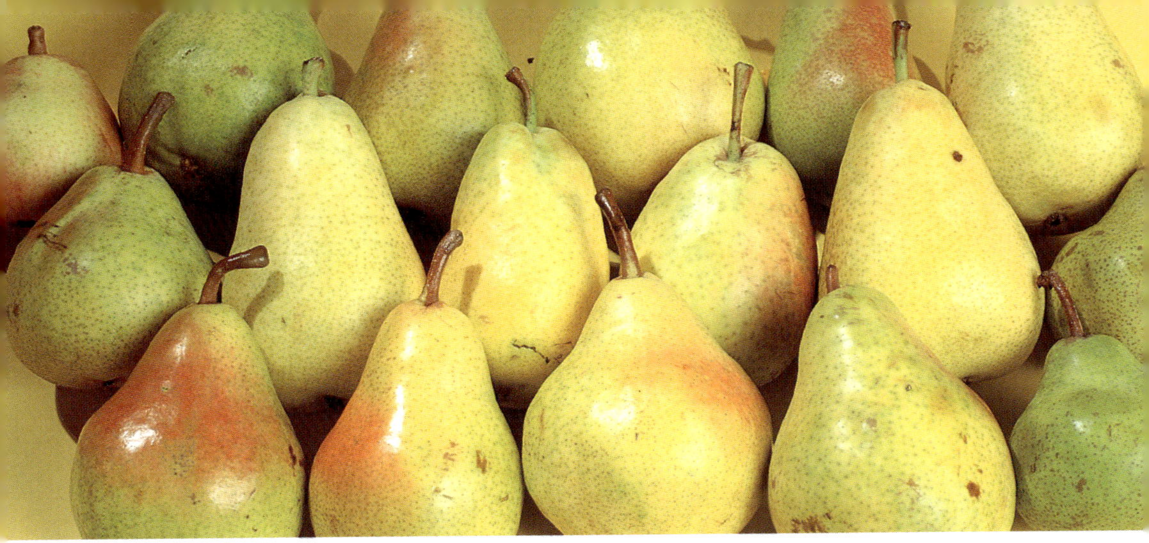

Die besonders magenverträglichen Birnen sind nicht lagerfähig.

Birnen

55 Kcal; 230 KJ; 0,5 g Eiweiß; 0,3 g Fett; 12,4 g KH; 3,3 g Ballaststoffe – geeignet für alle Diäten.

Vollreife Birnen sind leider kaum lagerfähig und müssen daher rasch verzehrt werden. Da sie nur wenig Fruchtsäure enthalten, sind sie besonders magenverträglich und eignen sich dank ihres hohen Kohlenhydratgehaltes als energiespendende Diät bei Krankheit oder Rekonvaleszenz. Birnen, frisch oder als Saft, entschlacken den Körper und schwemmen Giftstoffe aus. Der hohe Kaliumgehalt hilft dem Körper, Schwermetalle zu entfernen. Leider gibt es einen kleinen Wermutstropfen: Menschen mit Reizblase sollten keine Birnen essen, da sie gelegentlich Blasenentzündungen hervorrufen können.

Quitten

Werte in Klammern für Quittengelee: 38 (242) Kcal; 159 (1013) KJ; 0,4 (0,2) g Eiweiß; 0,3 (0) g Fett; 8,3 (58,8) g KH; 6 (3) g Ballaststoffe – geeignet für alle Diäten, außer bei Übergewicht und Diabetes (Zucker im Gelee).

Für Quitten im Garten sollten Sie sich nur dann entscheiden, wenn Sie bereit sind, etwas Mehrarbeit auf sich zu nehmen: Quittenfrüchte sind roh ungenießbar und müssen weiterverarbeitet werden. Aus 1 l Quittensaft mit 1 kg Gelierzucker bereiten Sie ein klares Quittengelee. Der herbe Quittengeschmack kommt aber besonders gut in Verbindung mit süßen Früchten zur Geltung. Kochen Sie etwa 1,5 kg Quittenstücke mit Zitronensaft und

1 l Wasser etwa 45 Minuten lang auf. Lassen Sie den Saft anschließend durch ein Nesseltuch abtropfen und geben Sie 200 ml frischen Orangensaft (oder, für eine andere Geschmacksrichtung, 500 ml Himbeersaft) zu. Diese Saftmischung wird dann mit 1 kg Gelierzucker zu einem Fruchtgelee eingekocht.

Für medizinisch-kosmetische Anwendungen können Sie einen Teil der Quittenkerne zurückbehalten und trocknen (vorher das Fruchtfleisch möglichst vollständig entfernen). Der Schleim, der beim Einweichen der Kerne entsteht, lindert Reizhusten und Entzündungen der Schleimhäute. Außerdem wirkt er leicht abführend. Als feuchte Packung hilft dieser Schleim gegen Kopfschuppen und fettiges Haar und kann bei rissiger, unreiner Haut bzw. bei Akne aufgebracht werden.

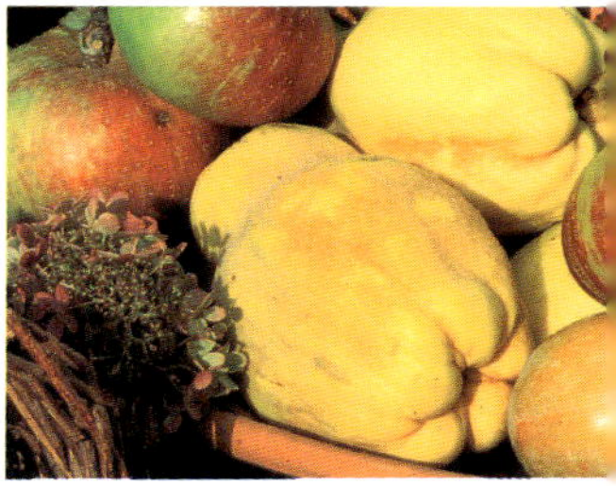

Quitten verströmen einen feinen Duft.

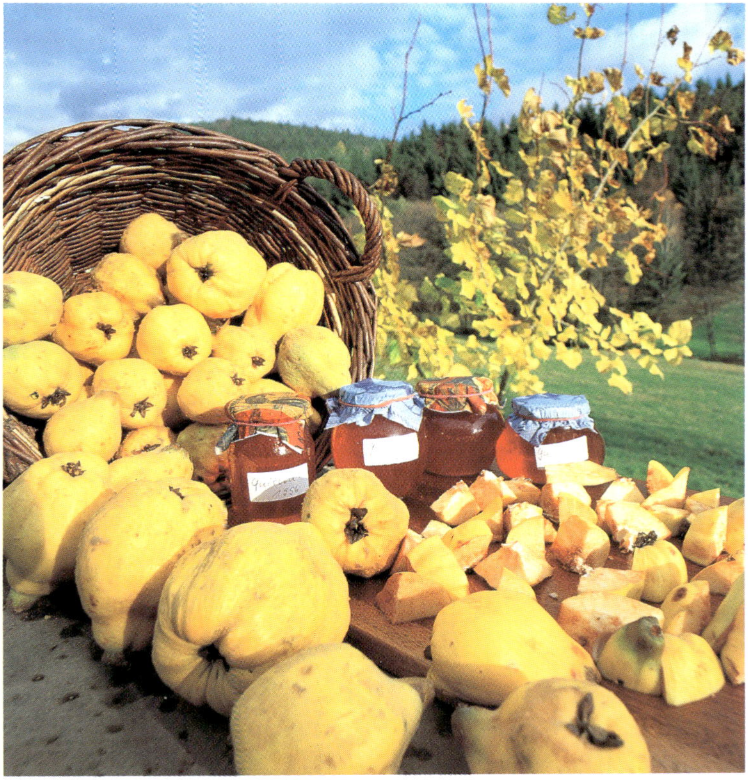

Rohe Quitten sind ungenießbar, als Gelee aber um so köstlicher.

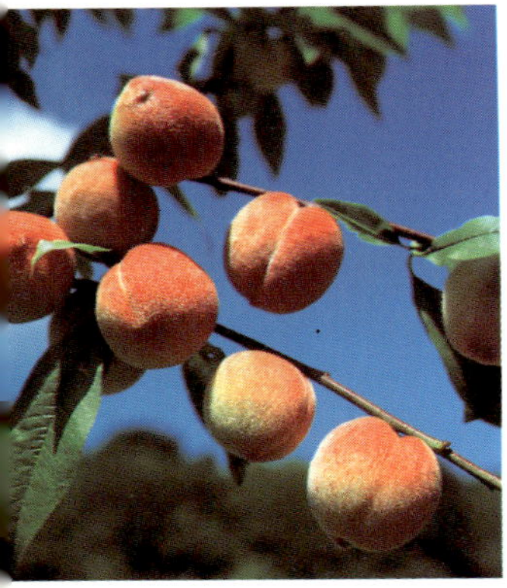

Steinobst-Porträts

Steinfrüchte gehören zu den Schließfrüchten, d. h. die Samen bleiben innerhalb der Frucht und werden nicht ausgestreut. Das eßbare Fruchtfleisch entsteht aus der äußeren Fruchtwand, während die innere verholzt und den Samen fest umschließt. Die im folgenden Kapitel behandelten Walnüsse sind somit gar keine Nüsse, sondern ebenfalls Steinfrüchte. Die „Nußschale“ entspricht dabei der inneren Fruchtwand.

Saftige Pfirsiche (oben) eignen sich bestens für eine Obstkur. Sommerfrische Früchte aus der Pflaumenverwandtschaft (unten)

Pflaumen, Mirabellen

Werte in Klammern für Mirabellen: 51 (67) Kcal; 213 (280) KJ; 0,6 (0,7) g Eiweiß; 0,1 (0,2) g Fett; 10,2 (15) g KH; 1,6 (0,9) g Ballaststoffe – geeignet für alle Diäten.

Heute ist kaum noch verständlich, daß Hildegard von Bingen zwar eine Reihe medizinischer Anwendungen für Blätter und Rinde der Pflaume empfiehlt, die Früchte jedoch als „schädlich für Gesunde und Kranke“ abtut. Sie sollen Melancholie erzeugen und die „schlechten Säfte“ vermehren.

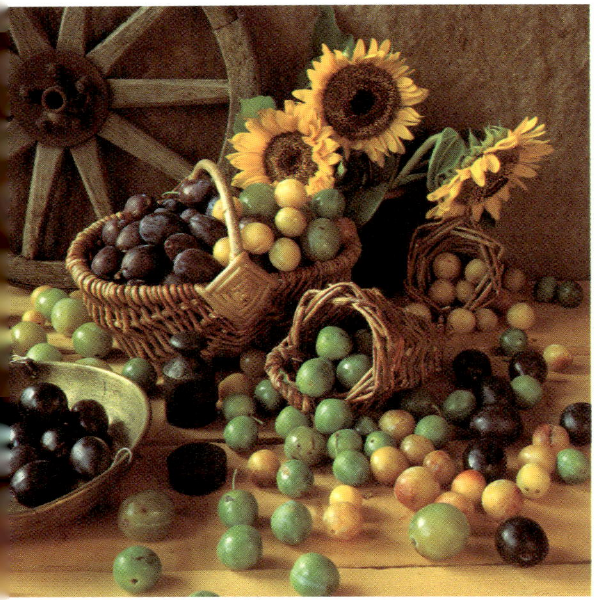

Tatsächlich unterstützen die kalorienarmen Früchte den Kreislauf, die Funktion der Nieren und sollen die Folgen von Gicht und Rheuma lindern. Getrocknete Früchte (Backpflaumen) wirken als mildes Abführmittel, wenn man sie morgens auf nüchternen Magen ißt. Pflaumen enthalten außerdem Vitamin E, das vor Arteriosklerose schützt und die Leberfunktion fördert. Die in ihnen vorhandenen Ballaststoffe binden Krebsgifte und beugen somit der Entstehung von Darmkrebs vor (4 bis 5 Trockenpflaumen täglich).

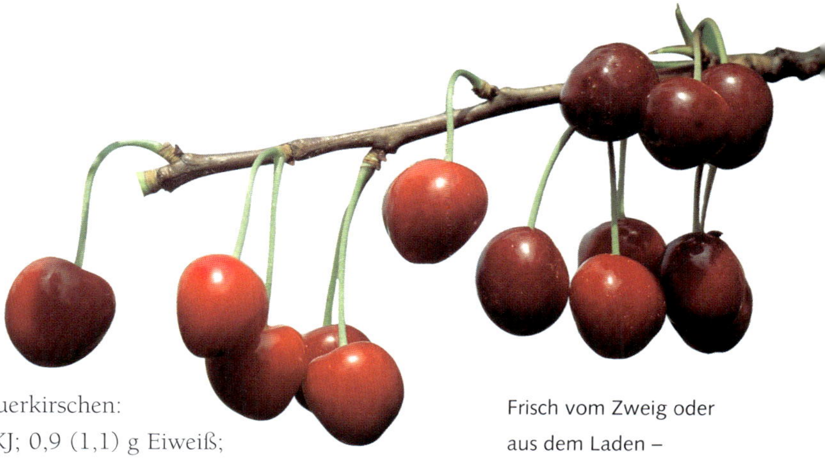

Frisch vom Zweig oder aus dem Laden – Kirschen schmecken köstlich.

Süß- und Sauerkirschen

Werte in Klammern für Sauerkirschen:
59 (50) Kcal; 247 (209) KJ; 0,9 (1,1) g Eiweiß;
0,4 (0,4) g Fett; 14,2 (9,9) g KH; 1,3 (1,1) g Ballaststoffe – geeignet für alle Diäten, außer bei Darmentzündungen.

Frische Kirschen sind eine gute Beikost bei Abmagerungskuren, sie wirken positiv auf Magen, Darm, Leber und Bauchspeicheldrüse, sie entschlacken und wirken stoffwechselanregend. Neben den Vitaminen B_1, B_2 und C enthalten Kirschen viel Kalzium, Kalium, Magnesium und Eisen. Nach neueren Forschungsergebnissen soll der Kirschfarbstoff Genistein das Wachstum von Tumorzellen bei Brust-, Darm- und Prostatakrebs unterdrücken. In der Volksmedizin galten die getrockneten Fruchtstiele früher als Durchfall- und harntreibendes Mittel.

Tip

Mit Mineralwasser vermischt, ist Kirschsaft ein durststillendes Getränk bei Fieber.

Pfirsiche

47 Kcal; 197 KJ; 0 7 g Eiweiß; 0,1 g Fett; 10,8 g KH; 1,9 g Ballaststoffe – geeignet für alle Diäten.

Pfirsiche enthalten im Vergleich zu anderem Obst relativ wenige Vitamine und Mineralien. Daher verzehrt man sie vorwiegend als leicht verdauliche, Magen und Darm entlastende Beikost während eines Obsttages oder zusammen mit anderen Obstsorten. Sie haben eine positive Wirkung auf Leber, Galle und Nieren (bei Menschen mit Neigung zu Nierensteinen macht sich die geringe Menge an Oxalsäuren positiv bemerkbar). Roh genossen, eignen sie sich als appetitanregende Diät bei leichten fiebrigen Erkrankungen.

Pfirsiche schmecken frisch „aus der Hand“ oder verarbeitet als Marmelade oder Gelee für den Winter (1 l Pfirsichsaft, unter Umständen mit etwas Wasser verdünnen, mit 1 kg Gelierzucker und dem Saft einer Zitrone aufkochen und in Marmeladengläser füllen).

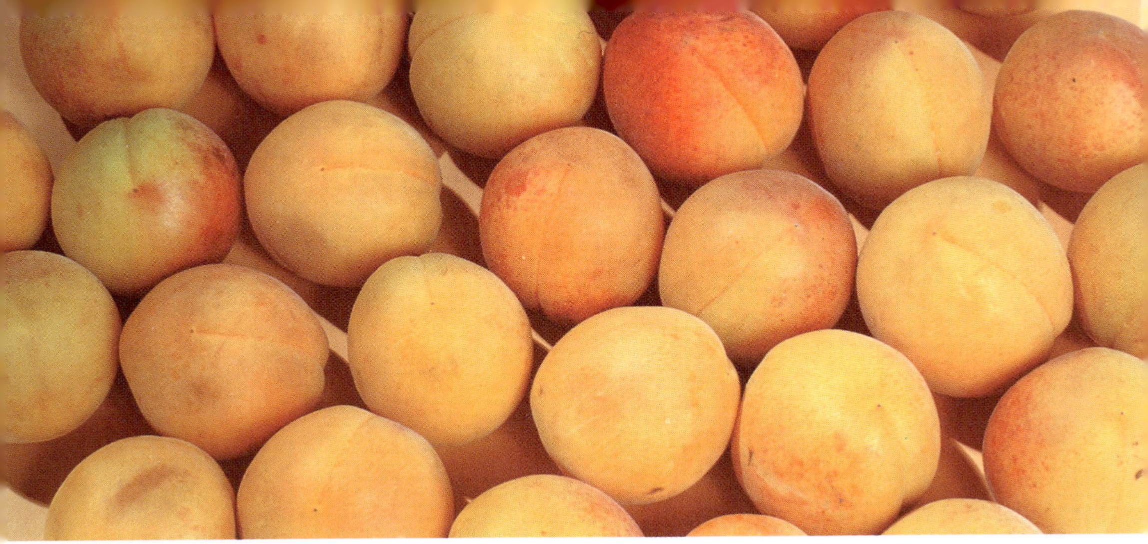

Aprikosen, eine mineralienreiche Köstlichkeit nicht nur für Schwangere.

Aprikosen

47 Kcal; 197 KJ; 1 g Eiweiß; 0,2 g Fett; 8,5 g KH; 1,5 g Ballaststoffe – geeignet für alle Diäten.

Heilpflanzen im eigentlichen Sinn sind Aprikosen sicher nicht, die wohlschmeckenden Früchte zeichnen sich aber durch einen hohen Gehalt an Mineralien aus. Sie sind daher eine hervorragende Nahrung für Schwangere, wirken vorbeugend gegen Blutarmut und Funktionsstörungen von Haut und Schleimhäuten und unterstützen die Funktion von Leber und Schilddrüse. Auch nur zur Erfrischung zwischen den Mahlzeiten sind Aprikosen bestens geeignet.

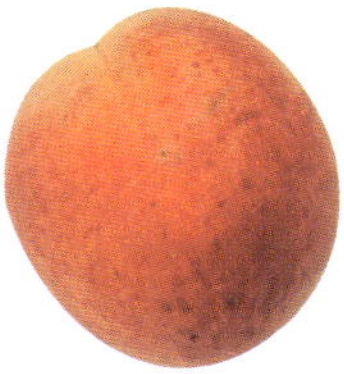

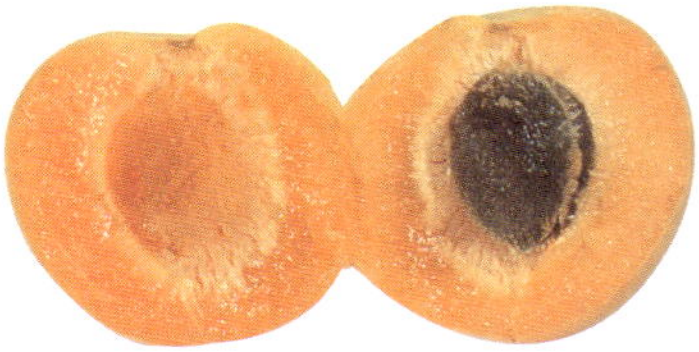

Fruchtlimonaden selbstgemacht

Obwohl der Handel eine Vielzahl von Fruchtlimonaden anbietet, eignen sich gerade die Früchte aus dem eigenen Garten außerordentlich gut zur Herstellung eigener Limonaden. Nehmen Sie zur Verdünnung ein kochsalzarmes Qualitätsmineralwasser – es versorgt den Körper mit Mineralien und Spurenelementen. Den Geschmack und die Vitamine steuern dann die Fruchtsäfte bei. Alle saftreichen Früchte eignen sich als Basis. Um die Vitamine zu erhalten, werden die Früchte erst unmittelbar vor dem Mischen entsaftet.

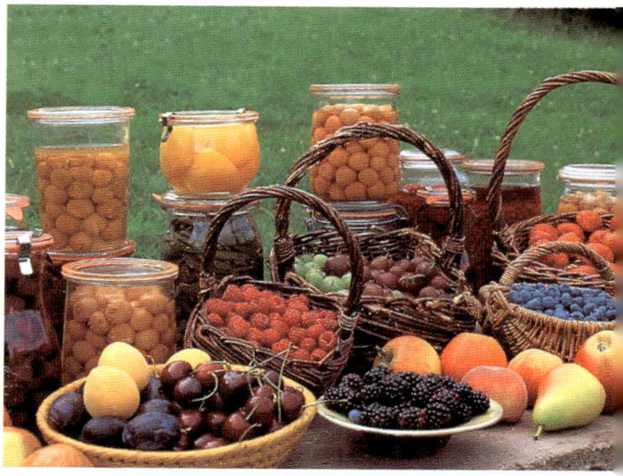

Das üppige Angebot lädt zum Einwecken ein

Wer's süßer mag – dann steigt allerdings der Zuckergehalt, und die Limonade ist für Diabetiker und Übergewichtige nicht mehr geeignet – kann auch auf eingekochten Fruchtsirup zurückgreifen. Dazu wird der Fruchtsaft mit etwa derselben Gewichtsmenge Zucker aufgekocht. Schöpfen Sie aufwallenden Schaum mit dem Löffel ab. Im Kühlschrank bleibt ein solcher Sirup längere Zeit haltbar.

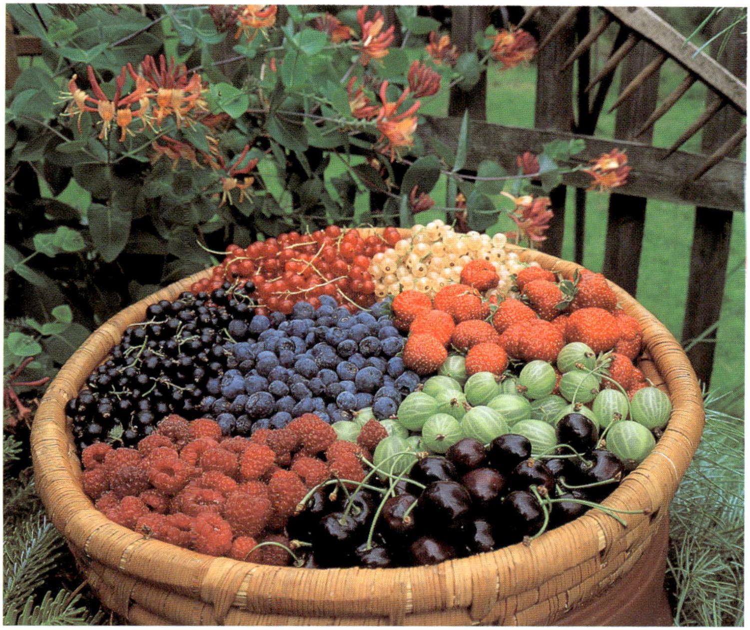

Tip

Eiswürfel mit eingefrorenem Minzeblatt und frische Obstscheiben machen sich gut als Dekoration.

Ob von diesen Früchten wohl etwas für Säfte übrig bleibt?

Schalenobst-Porträts

Tip

Walnußblätter verströmen einen Duft, den weder Fliegen noch Mücken mögen.

Walnüsse enthalten Spurenelemente, Vitamin E und Mineralien.

Walnüsse

666 Kcal; 2787 KJ; 15 g Eiweiß; 62 g Fett; 12,1 g KH; 6,1 g Ballaststoffe – geeignet für alle Diäten, außer bei Übergewicht und Diabetes.

Wegen ihres hohen Energiegehaltes (Eiweiß, Fett, Kohlenhydrate) eignen sich Walnüsse nicht für eine Obstkur oder Schlankheitsdiät. Sie werten jedoch – leicht im Mörser zerstoßen – einen Rohkostsalat geschmacklich auf und machen ihn nährstoffreicher. Außerdem enthalten Walnüsse sehr viele Mineralien, Spurenelemente und das in Pflanzen seltene Vitamin E. Nuß-Eiweiß besteht aus wertvollen Aminosäuren und kann in begrenztem Maße tierisches Eiweiß ersetzen. Die Fette enthalten viel Lezithin („Nervennahrung") und essentielle, ungesättigte Fettsäuren.

Die Blätter des Walnußbaumes, die im Sommer gesammelt und auf einem Sieb getrocknet werden (nur die Blattfiedern, nicht die Stiele), sind stark gerbstoffhaltig. Als Tee (1 1/2 Teelöffel mit einer Tasse kaltem Wasser aufsetzen und zum Kochen bringen; drei bis fünf Minuten ziehen lassen und abseihen) zubereitet, helfen sie bei Magen- und Darmkatarrhen und gelten als blutreinigend. Dieselbe Abkochung kann auch äußerlich (Bäder, Spülungen, Umschläge) bei verschiedenen Hautkrankheiten wie Akne, Ekzemen und Geschwüren angewandt werden. Ein Fußbad in Nußbaumtee hilft vorbeugend gegen Fußschweiß.

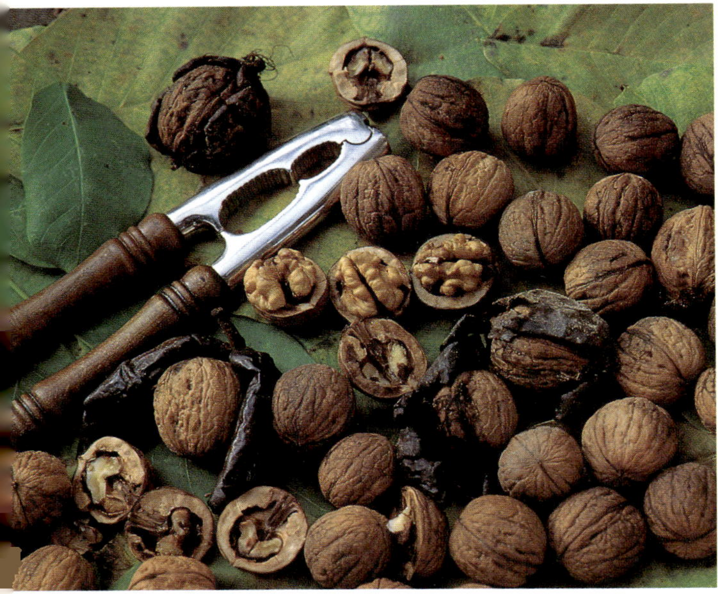

Haselnüsse

643 Kcal; 2690 KJ; 13 g Eiweiß; 61 g Fett; 11,4 g KH; 7,4 g Ballaststoffe – geeignet für alle Diäten, außer bei Übergewicht und Diabetes.

Haselnußsträucher zieren den Gartenfrühling mit ihren hängenden Kätzchen, im Sommer bildet ihr Laub einen dichten Sichtschutz, und im Herbst können Sie die Nüsse ernten und trocknen. Da Haselnüsse vom Wind bestäubt werden, reicht ein zweiter Strauch in der Umgebung für eine Befruchtung aus. Ansonsten müssen Sie mindestens zwei Sträucher pflanzen.

Wie Walnüsse sind auch Haselnüsse vorrangig ein energiereiches Nahrungsmittel mit wertvollen Eiweißen, essentiellen Fettsäuren und Mineralien.

Die getrockneten Blätter werden in verschiedenen, kommerziell hergestellten Tees bei Leber- und Gallenleiden, Venenerkrankungen und Rheuma verarbeitet.

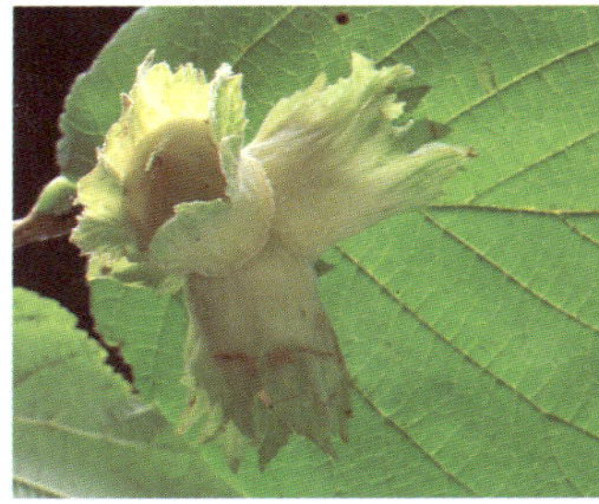

Pflanzen Sie immer zwei Haselnußsträucher, damit die Bestäubung gesichert ist.

Das Obstjahr

	Jan.	Feb.	März	April	Mai	Juni	Juli	Aug.	Sep.	Okt.	Nov.	Dez.
Äpfel							•	•	•	•	•	
Aprikosen							•	•				
Birnen							•	•	•	•	•	
Brombeeren									•	•		
Erdbeeren						•	•	•	•	•		
Hagebutten									•	•		
Haselnüsse									•			
Heidelbeeren							•	•				
Himbeeren						•	•			(•)		
Holunderbeeren								•	•			
Johannisbeeren, rote						•	•	•				
Johannisbeeren, schwarze						(•)	•	•				
Mirabellen							•	•	•			
Pfirsiche						•	•	•	•	•		
Pflaumen							•	•	•			
Quitten										•	•	
Sauerkirschen							•	•				
Schlehen									•	•		
Stachelbeeren							•					
Süßkirschen					•	•	•					
Walnüsse									•	•		
Weintrauben								•	•	•	•	

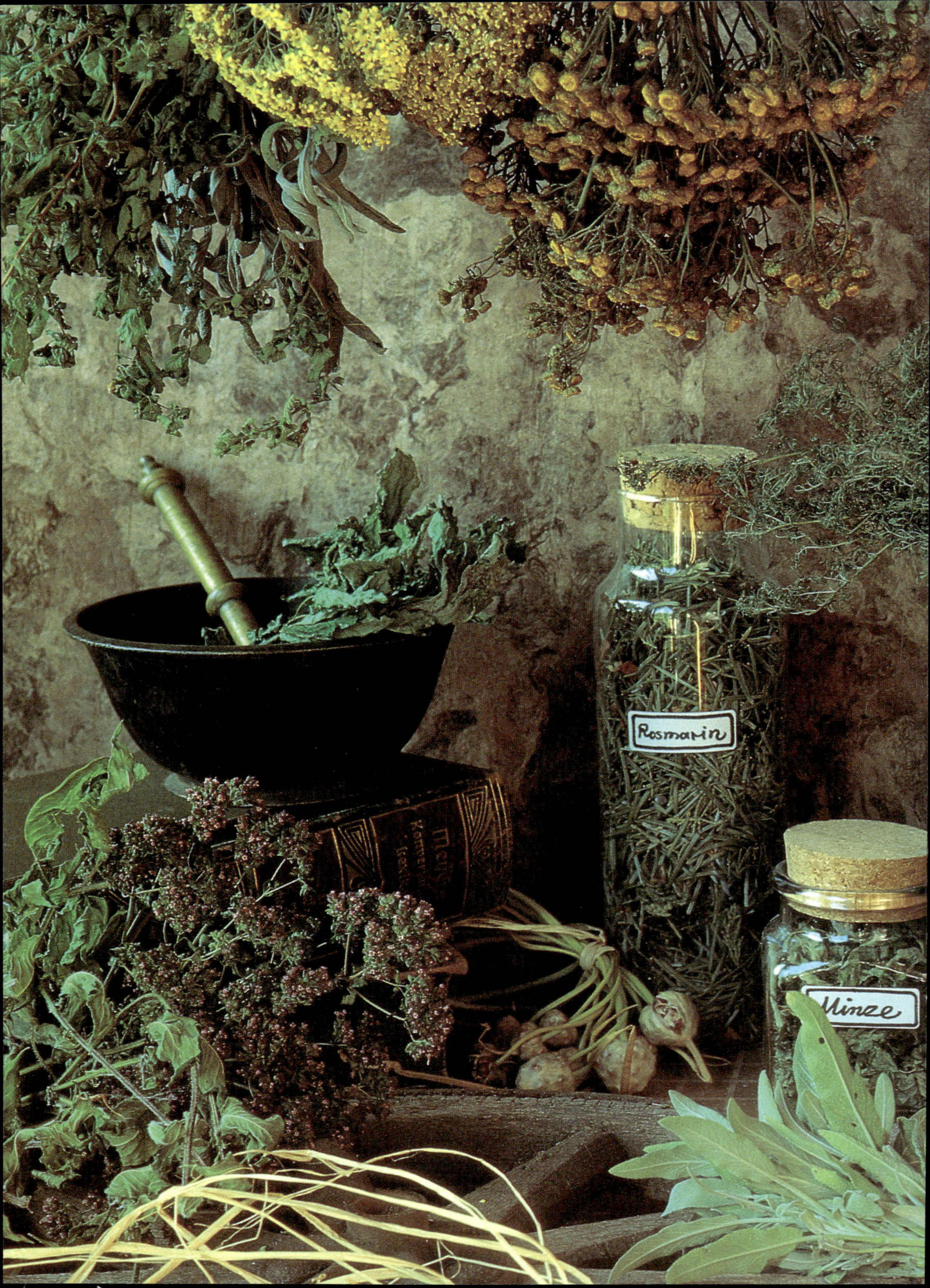
Rosmarin

Heilende Kräuter

„Gegen jede Krankheit ist ein Kraut gewachsen“, ganz so optimistisch darf man den Gebrauch von Heilpflanzen sicher nicht einschätzen. Allerdings gibt es viele Wehwehchen, die sich mit Heilkräutern auf natürliche Art und Weise durchaus sehr gut kurieren lassen. Zudem können viele dieser Pflanzen leicht im Garten angesiedelt werden und bilden dort einen außerordentlich attraktiven Blickfang.

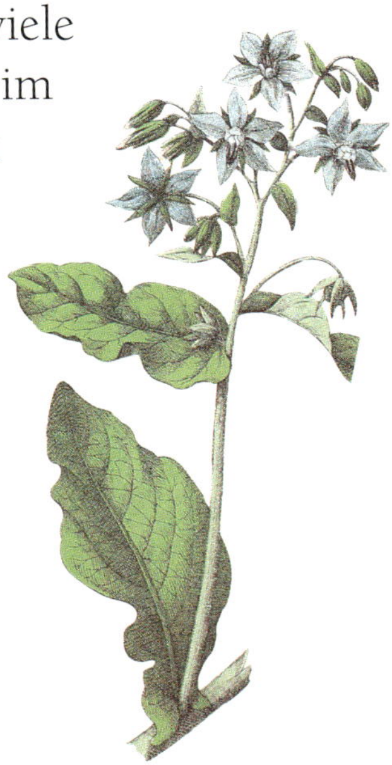

WISSENSWERTES

An Heilkräutern scheiden sich oftmals die Geister. Bedingungslose Befürworter einer pflanzenorientierten Heilkunde lehnen chemische Medikamente rundheraus ab, während Anhänger der traditionellen Medizin auf geprüfte Qualitätsmedikamente der pharmazeutischen Industrie schwören und die alternative Medizin als Scharlatanerie abtun. Wie so oft, dürfte die Wahrheit in der Mitte liegen. Heilpflanzen sind keineswegs immer nur „gut und hilfreich". Es gibt durchaus Nebenwirkungen, und eine Reihe der klassischen Heilpflanzen enthalten Gifte, die bei falscher Dosierung mehr schaden als nützen. Andererseits halten auch die Produkte der pharmazeutischen Industrie nicht immer das, was sie versprechen.

Wer Heilpflanzen nutzen will, sollte sich kritisch mit ihren Wirkungen auseinandersetzen, denn viele Anwendungen der sogenannten Volksmedizin beruhen nur auf empirischen Erkenntnissen. Vielfach gehen Heilversprechen bis auf das Mittelalter, teilweise sogar auf die antike Medizin zurück und basieren noch auf dem uralten Zauberglauben an die magische Wirkung von Pflanzen. In solchen Fällen konnte die experimentelle Pharmazie und Medizin keine wissenschaftlich faßbaren Heilwirkungen feststellen. In den folgenden Pflanzenporträts wird daher sorgfältig zwischen medizinischer und volksmedizinischer Anwendung unterschieden.

Auch ein Kräuterbeet kann sehr attraktiv aussehen.

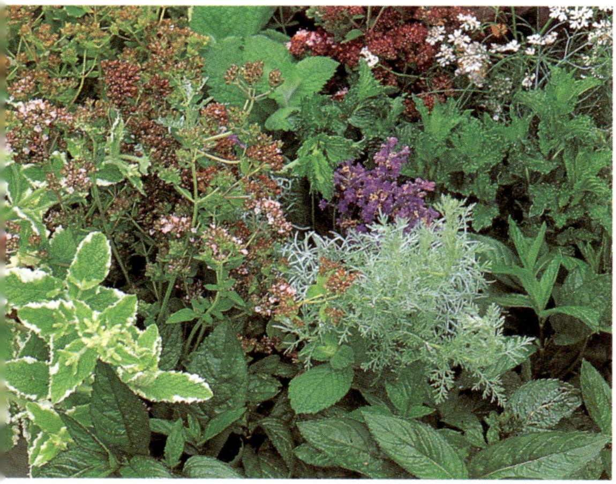

Warum also Heilpflanzen im eigenen Garten anbauen? Zum einen sorgen Sie damit für Nachschub für Ihre private Kräuterapotheke. Die Pflanzen stehen unter Ihrer Aufsicht, sie werden sachgerecht gepflegt, zum richtigen Zeitpunkt geerntet und konserviert. Da jeder seinen eigenen Körper am besten kennt, können Sie die hauptsächlich benötigten Heilkräuter anpflanzen und für Ihre Gesundheit nutzen (siehe ❧).

Zum anderen lassen sich einige Heilpflanzen frisch in der Küche verwenden. Hier bietet der Garten wesentliche Vorteile gegenüber Apotheken, die nur getrocknete Drogen anbieten.

Ein weiterer Aspekt betrifft die Ästhetik Ihres Gartens. Viele Heilpflanzen gehören zum Schönsten, was unsere heimische Flora zu bieten hat. Blüten und Laub bereichern jedes Beet und kommen dem Bestreben eines Gärtners entgegen, einen schönen Garten zu besitzen. In den Porträts finden Sie daher Hinweise auf Höhe, Blütenfarbe, Blütezeit und Standort der jeweiligen Pflanze. Auch die Eignung für Balkonkästen oder die Anzucht auf der Fensterbank wird angesprochen.

Schließlich darf in der heutigen Zeit nicht unterschätzt werden, daß Heilkräuter – vor allem seltene und geschützte Arten –, die im Garten gepflanzt und geerntet werden, die Natur schonen. Jede nicht vom natürlichen Standort entfernte Pflanze erhöht die Überlebenschancen der Art! Da sich die Auswahl schwerpunktmäßig auf „Garten"pflanzen beschränkt, werden Sie vielleicht einige Heilkräuter vermissen. Schlagen Sie daher weitere Pflanzen in der einschlägigen Literatur nach (siehe Anhang, Seite 122).

Die nachfolgenden Angaben über Kalorien- und Nährstoffgehalt beziehen sich immer auf 100 g frisches Kraut. Die Zahlen zu Energiegehalt und Inhaltsstoffen (Rohkost, soweit nicht anders erwähnt) beruhen auf Durchschnittswerten und können je nach Standort und Sorte variieren, KH = Kohlenhydrate.

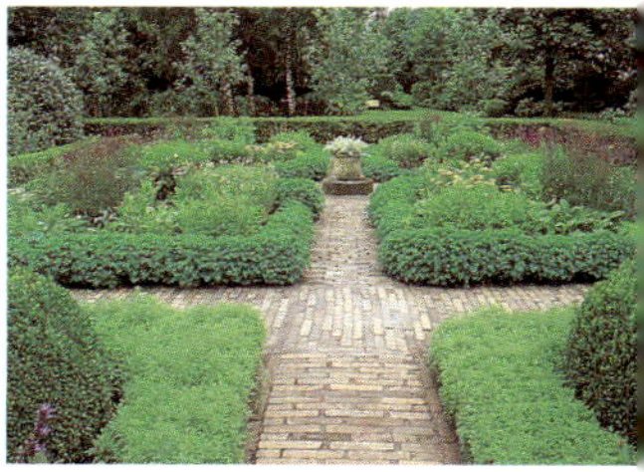

Ein klassischer Kräutergarten mit Wegekreuz und betonter Mitte

Who is who in der Kräutermedizin?

Albertus Magnus	1193 (1206) – 1280	gelehrter Dominikaner, der u. a. naturphilosophische Texte schrieb
Columella	1. Jh. n. Chr.	römischer Landwirt und Autor von Büchern über die Landwirtschaft
Dioskurides	1. Jh. n. Chr.	römischer Mediziner griechischer Herkunft
Gesner, Konrad	1516 – 1565	schweizer Naturforscher und Arzt; Autor von Kräuterbüchern
Hildegard von Bingen	1098 – 1179	heilkundige Äbtissin des Klosters Rupertsberg bei Bingen
Kneipp, Sebastian	17.5.1821 – 17.6.1897	katholischer Pfarrer, der eine ganzheitliche Körpertherapie entwickelte
Paracelsus = Theophrastus Bombastus Paracelsus von Hohenheim	1493 – 1541	Volksarzt und „Erfinder" der Signaturenlehre
Plinius d. Ältere	23 – 79 n. Chr.	römischer Autor eines 33bändigen Werkes über die Natur
Tabernaemontanus = Jakob Dietrich von Bergzabern	um 1520 – 1607	Autor von Kräuterbüchern
Theophrastus = Tyrtamos	372 – 287 v. Chr.	Schüler von Aristoteles; zahlreiche Schriften, u. a. über die Botanik
Walahfrid Strabo	809 – 849 n. Chr.	Abt des Klosters Reichenau; Autor des „Hortulus" (medizinisches Heilgedicht)

PORTRÄTS

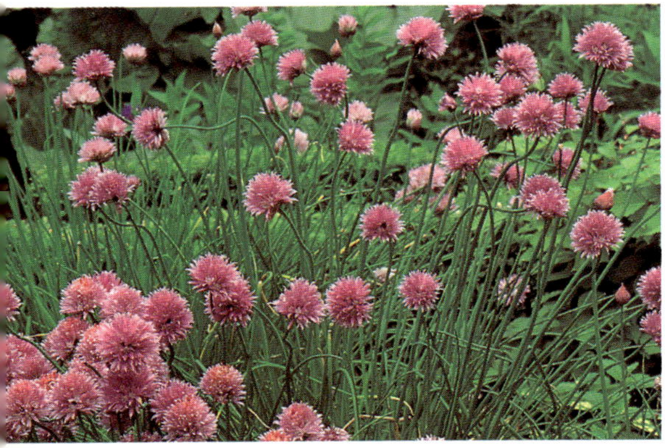

Schnittlauch

Allium schoenoprasum

Allgemeines: 15 – 20 cm hoch; röhrenförmige Blätter; hellviolette, kugelförmige Blütenstände (VI – VIII); Zwiebelgewächs

Verwendete Teile: Frische Blätter

Inhaltsstoffe: Lauchöl mit verschiedenen Bestandteilen

Anwendung: Schnittlauch gehört wohl zu den beliebtesten Küchengewürzen überhaupt und sollte stets frisch vorhanden sein. Da Schnittlauch recht anspruchslos ist, kann man ihn im Blumentopf sogar im Zimmer ziehen, so daß dieses Gewürz das ganze Jahr über für schmackhafte Rezepte zur Verfügung steht.

Blühende Schnittlauchpflanzen verwandeln sich zu Schmuckelementen.

Die medizinische Wirkung von Schnittlauch entfaltet sich in seiner Verwendung als Gewürz (Salate, Quarkspeisen, Kräuterbutter und -mayonnaise, Soßen für Fleisch und Fisch). Er regt den Appetit an und fördert die Verdauung. Gleichsam als Zugabe versorgt man seinen Körper außerdem mit den Vitaminen A, B_1, B_2 und C sowie den Mineralien Kalium, Kalzium, Magnesium, Eisen, Kupfer und Phosphor.

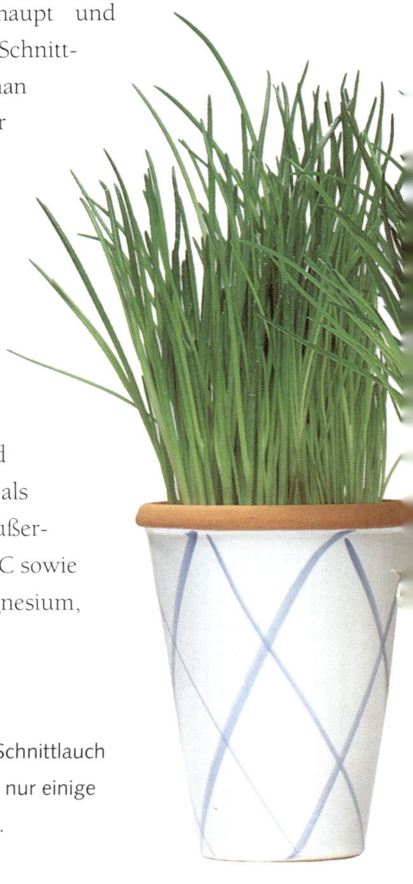

Für frischen Schnittlauch brauchen Sie nur einige Blumentöpfe.

Echter Eibisch

Althaea officinalis

Allgemeines: 60 – 120 cm hoch; 3-5 cm breite, weiße bis rötliche Blüten (VI – IX); humusreicher Boden (Kompost aufbringen); geschützte Pflanze

Verwendete Teile: Blätter (Ernte VII – VIII), Wurzel (Ernte X – XI)

Inhaltsstoffe: Schleime (Blätter 6 – 9 %, Wurzel 5 – 10 %); ätherisches Öl

Anwendung: Schon Theophrastus erkannte den hohen Schleimgehalt dieser Pflanze, als er schrieb, sie lasse das Wasser gerinnen. Er nennt sie als Hustenmittel – wie noch heute. Dioskurides fügt noch weitere Einsatzgebiete hinzu: Sie solle Harnverhaltung, Ischias, Zittern, Wunden und Brandwunden heilen.

Eibischtee wird als Kaltauszug zubereitet: Rühren Sie einen gehäuften Teelöffel Blätter oder Wurzeln in eine Tasse kaltes Wasser ein. Lassen Sie den Ansatz 30 Minuten (Wurzel) bzw. zwei Stunden (Blätter) unter häufigem Rühren stehen. Dann seiht man ab und erwärmt den Tee auf lauwarme Trinktemperatur. Er besänftigt Reizhusten und Entzündungen im Mund-Rachenraum, da sich der Schleim schützend über die Schleimhäute legt. Allerdings fördert er nicht, wie manch andere Tees, das aktive Aushusten der körpereigenen Schleime. Bei Entzündungen im Magen-Darm-Trakt (vor allem der Wurzeltee bei Enddarmentzündungen) kann er gleichfalls getrunken werden. Die Volksmedizin kennt Eibischblätter als äußerliche Anwendung gegen Insektenstiche.

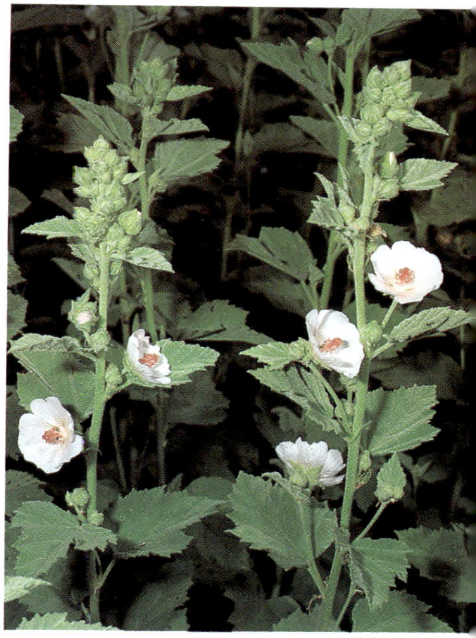

Der Echte Eibisch, heilend und zierend zugleich

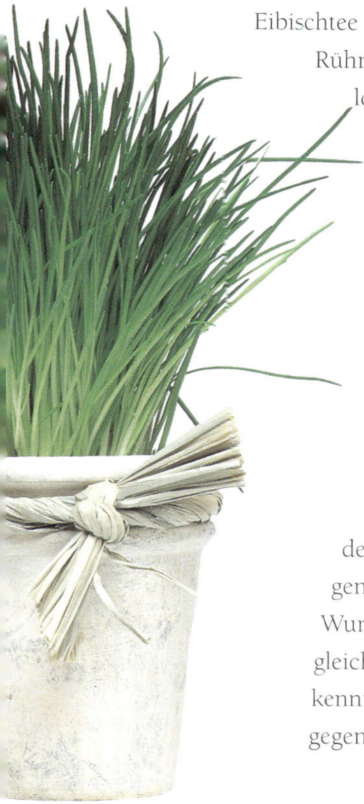

Dill

Anethum graveolens

Allgemeines: 50 – 120 cm hoch; kleine, gelblich-grüne bis gelbe Blüten in Dolden (VII – IX); einjährige Pflanze; ab April bis Juni ins Freiland säen, so steht stets frisches Kraut zur Verfügung; sonniger Standort mit lockerem Boden

Verwendete Teile: Frisches Kraut als Gewürz; Früchte (Ernte ab VII), nachtrocknen lassen

Inhaltsstoffe: Ätherisches Öl (Phellandren, Limonen, Carvon); Furocumarine; fettes Öl

Anwendung: Wahrscheinlich waren es Benediktinermönche, die diese Mittelmeerpflanze über die Alpen brachten und in ihren Klostergärten anbauten. Zumindest ist im Klosterplan von St. Gallen (820 n. Chr.) ein Plätzchen für den Dill vorgesehen. Auch Karl der Große empfahl seinen Verwaltern im „Capitulare de Villis", Dill anzupflanzen. Im Volksglauben kommt dem stark riechenden Dill eine besondere Bedeutung bei der Abwehr von Hexen und Dämonen zu. Wer ein Dillsträußchen bei sich trug, war vor Anfechtung und Zauberei gefeit. Auch sein Vieh schützte man durch Dill im Futter vor Hexerei.

Im Unterschied zu vielen anderen, heute als Gewürze bekannten Pflanzen, bei denen sich die Autoren der Kräuterbücher lang und breit nur über die Heilwirkungen ausließen, wußte man den Dill seit alters auch als Gewürz zu schätzen. Dillkraut läßt sich zwar trocknen, entfaltet seinen feinwürzigen, typischen Geschmack aber nur in der frischen Form.

Die medizinische Verwendung von Dill tritt in den Hintergrund. Ein Tee aus den getrockneten Früchten hilft gegen Blähungen, Verdauungsstörungen und Appetitlosigkeit (Fenchel ist jedoch die bessere Alternative) und soll bei stillenden Müttern die Milchsekretion anregen.

Frischer Dill (unten) ist als zartes Gewürz unübertroffen und ergibt in Essig eingelegt einen milden Kräuteressig (ganz unten).

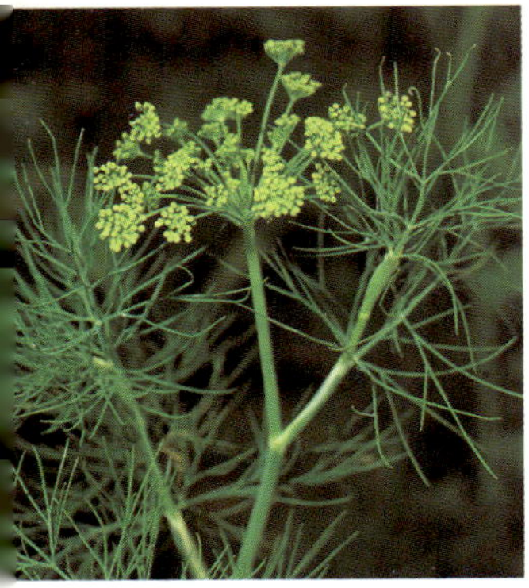

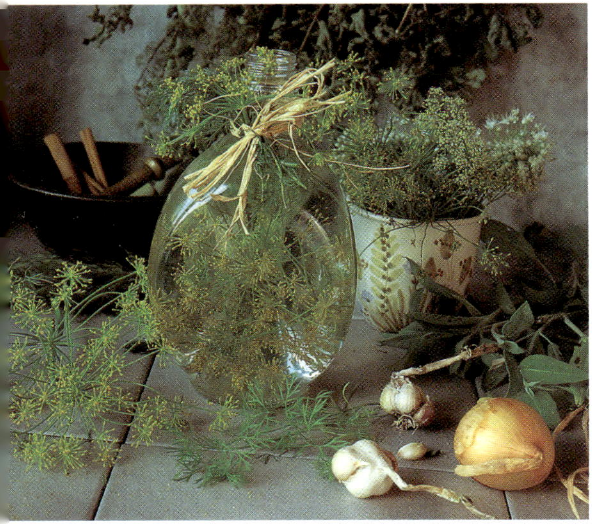

Engelwurz

Angelica archangelica

Allgemeines: 1 – 3 m hoch; grünliche Blüten in großen, kugeligen Doppeldolden (VI – VIII); etwas feuchter Boden

Verwendete Teile: Wurzel (Ernte IX – X)

Inhaltsstoffe: Ätherisches Öl (Phellandren, β-Pinen, Sesquiterpene u. a. m.); Cumarine; Flavanon Archangelenon; Gerbstoffe

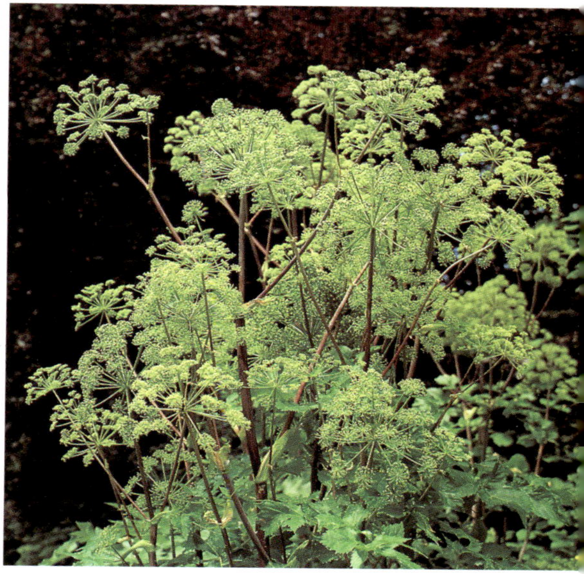

Die mächtige Engelwurz beherrscht jeden Kräutergarten.

Anwendung: Als Pflanze des Nordens war die Engelwurz den antiken Autoren unbekannt, die nur die ihnen zugänglichen Pflanzen beschrieben. Aus Norwegen und Island hingegen liegen schriftliche Zeugnisse zum Anbau bereits aus dem 12. und 13. Jh. vor. Wegen ihres Gehaltes an ätherischem Öl und dem damit verbundenen Duft hielt man die Engelwurz in den Kräuterbüchern des 16. Jh. für ein Mittel gegen alle Gifte und die „Pestilenz“. Später wird ihre Verwendung als Magenmittel erwähnt. Als Amulett getragen, half Engelwurz angeblich gegen Hexerei und angezauberte Impotenz. Der deutsche Name geht auf die Überlieferung zurück, daß nur ein Engel oder sogar der Heilige Geist selbst („Heiliggeistwurzel“) den Menschen eine solch heilkräftige Wurzel hätte schenken können.

Engelwurztee aus der getrockneten, zerkleinerten Wurzel (ein Teelöffel mit kaltem Wasser aufsetzen, zum Kochen bringen und nach zehn Minuten abseihen), 30 Minuten vor den Mahlzeiten genossen, regt dank seiner Bitterstoffe in Verbindung mit dem ätherischen Öl die Ausschüttung von Magen- und Pankreassäften an – ein appetitanregender, verdauungsfördernder Aperitif ohne jeden Alkohol. In der Volksmedizin wird der Tee bei nervösen Störungen verordnet. Äußerlich, in Form von Bädern und Einreibungen, wirkt Engelwurz schmerzstillend bei Rheuma und Muskelschmerzen. Vor allem empfindliche Patienten sollten Tee und äußerliche Anwendungen jedoch meiden. Die Furocumarine können in der UV-A-Strahlung der Sonne giftig werden und auch erbgutverändernd (mutagen) wirken.

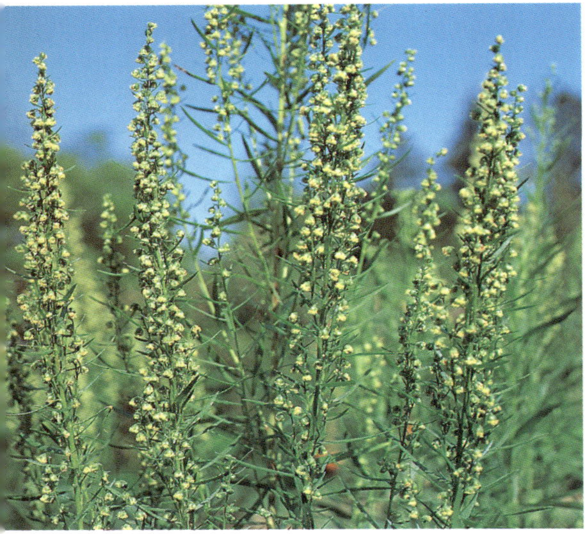

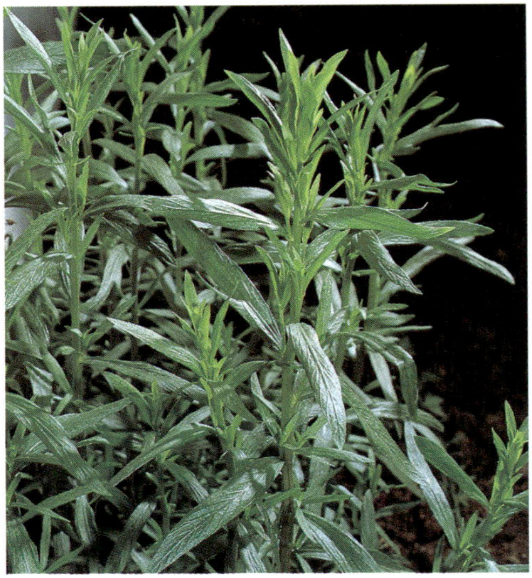

Der verdauungsfördernde Estragon ist ein vielseitig verwendbares Gewürz. Blühend (links) verschönt er jeden Kräutergarten.

Estragon

Artemisia dracunculus

Allgemeines: 50 – 120 cm hoch; winzige grünlich-gelbe Blütenköpfe in langen Rispen (VIII – IX); sonniger Standort mit möglichst humusreichem Boden; alle paar Jahre teilen und umpflanzen

Verwendete Teile: Blätter (Ernte vor der Blüte)

Inhaltsstoffe: Ätherisches Öl (Estragol, Phellandron u. a. Bestandteile); Bitterstoffe; Gerbstoffe

Anwendung: Estragon ist ein „junges" Gewürz, das wahrscheinlich über die Araber nach Mitteleuropa gelangte. Daher taucht er bei den antiken Autoren noch nicht auf. Der Name stammt aus dem Französischen, und in der dortigen Küche wird Estragon als vielseitiges Würzkraut sehr geschätzt. Bei Tabernaemontanus heißt er noch Drakon(Drachen)kraut, eine Verballhornung des arabischen „tarchun". Estragon verfeinert in der Küche fast alle Speisen: Salate und Gemüse, Geflügel und Fleisch, Soßen, Senf und Essig. Medizinisch hat der Estragon demgegenüber bis auf verdauungsfördernde und leicht harntreibende Eigenschaften nichts zu bieten. Die Blätter für den Wintervorrat sammelt man vor der Blüte und läßt sie am Strauß oder auf einem Sieb trocknen.

Boretsch, Gurkenkraut

Borago officinalis

Allgemeines: 20 – 60 cm hoch; himmelblaue Blüten (V – IX); sät sich, einmal etabliert, selbst aus; einjährig

Verwendete Teile: Blüten, Blätter

Inhaltsstoffe: Schleim, Gerbstoffe, Saponine, Flavonoide

Anwendung: Mit seinen hübschen, himmelblauen Blüten ist Boretsch eine Zierde jedes Bauerngartens und eine gute Bienenweide. In der antiken und mittelalterlichen Medizin galten in Wein eingelegte Boretschblüten als Mittel gegen Traurigkeit und Melancholie, sowie als herzstärkende, den Mut fördernde Medizin („borage for courage“, sagt ein englisches Sprichwort). Heute sieht man das Kraut weitaus nüchterner.

Feingewiegte, frische Blätter haben einen leicht gurkenartigen Geschmack. Sie passen zu Gurkensalaten und Salatsoßen. Mit den ganzen Blüten können Sie Rohkostsalate interessant und farbig dekorieren. Da die Pflanzen krebserregende Pyrrolizidinalkaloide enthalten, sollte man sie allerdings nur selten verwenden. Ein Tee aus getrockneten Blättern (trocknen Sie die ganze Pflanze sehr vorsichtig, möglichst luftig auf einer Schnur aufgehängt) ist harn- und schweißtreibend. Die Volksmedizin kennt Boretschtee darüber hinaus als Blutreinigungsmittel, bei Rheuma und Husten und als Gurgelmittel bei Heiserkeit und Entzündungen der Mund- und Rachenschleimhäute. Angeblich soll eine Packung aus Blättern und Blüten die Schmerzen bei Arthritis und Gicht lindern.

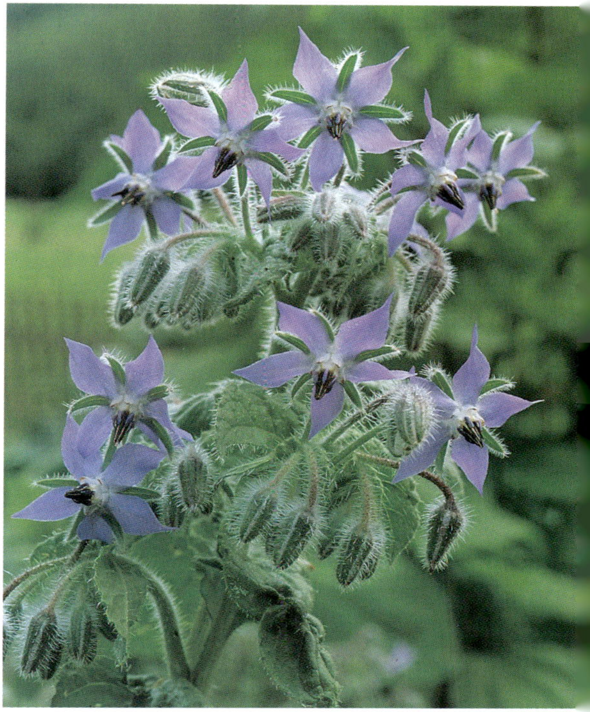

Blühender Boretsch – eine Heilpflanze wird zur Zierpflanze.

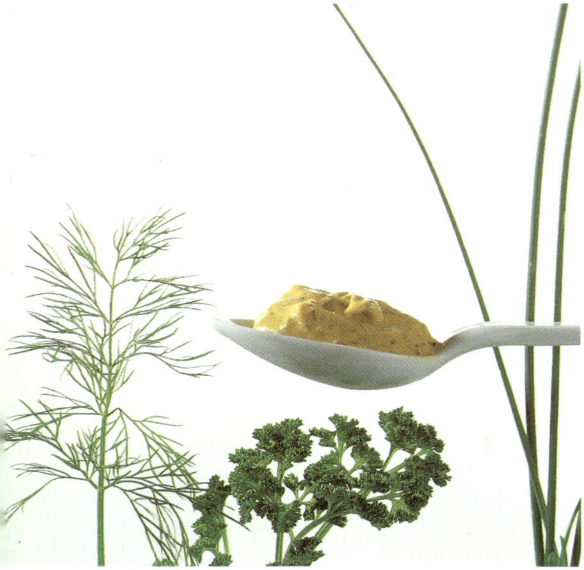

Selbst gemachter Senf mit dem Aroma von Dill und Petersilie

Schwarzer Senf; Weißer Senf

Brassica nigra; Sinapis alba

Allgemeines: – Schwarzer Senf 60–120 cm hoch; gelbe Blüten (VI–IX); – Weißer Senf 30–60 cm hoch; gelbe Blüten (VI–IX). Beide auf mäßig trockenem Boden

Verwendete Teile: Samen

Inhaltsstoffe: Fettes Öl, Senfölglycoside, Schleim

Obwohl die beiden Senfarten unterschiedlichen Gattungen angehören, sind sie in Aussehen und Wirkung recht ähnlich. Weißer Senf schmeckt allerdings milder und weniger scharf.

Anwendung: Der bekannte Senfgeschmack entsteht, sobald die Zellen des Samens zerstört werden (während der Zubereitung). Ein zelluläres Enzym (Myrosinase) spaltet die Senfölglycoside auf, unter anderem in das geschmackstypische Allylsenföl. Den ersten Senf stellte der Römer Columella her – zumindest stammt von ihm die erste schriftliche Erwähnung.

Früher legte man Senfpflaster bei rheumatischen Erkrankungen, Nervenschmerzen, Erkältungen und als hautreizendes Mittel auf. Heute wird diese Anwendung eher skeptisch beurteilt. Senföle reizen die Haut zu stark, sie

Schwarze (links) und weiße Senfsamen (rechts) bilden die Basis für eigene Senfkreationen.

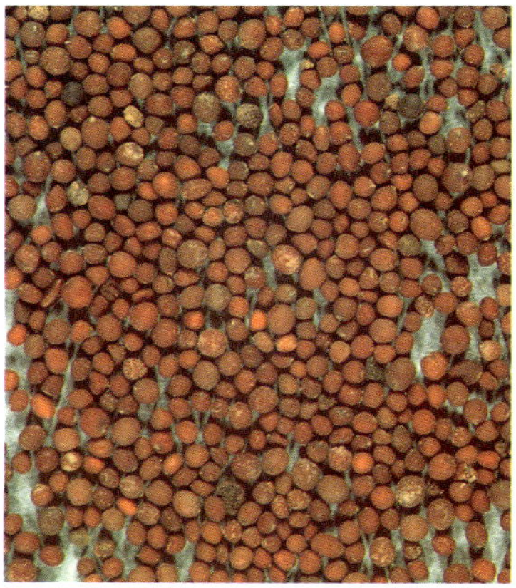

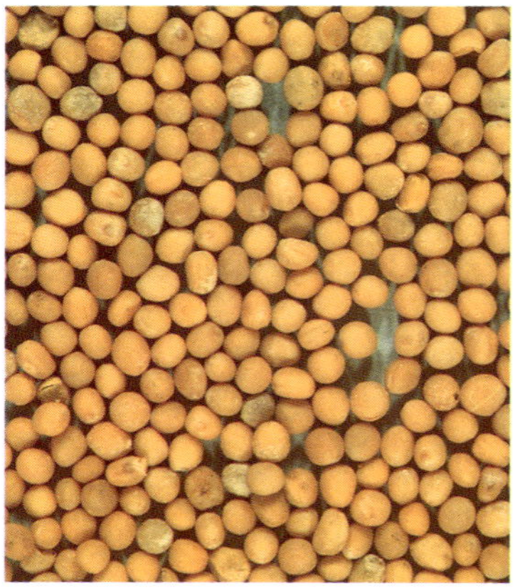

können Blasen und Entzündungen in tieferen Hautschichten verursachen. Wer dennoch den Versuch mit einem Senfwickel, z. B. bei Bronchitis, wagen möchte, geht folgendermaßen vor: Verrühren Sie reichlich schwarzen, zerdrückten Senfsamen (weißer Senfsamen ist weniger reizend) mit lauwarmem Wasser zu einem Brei, ohne eine Temperatur von 60° C zu überschreiten (darüber wird das Enzym inaktiviert). Der Brei ist fertig, sobald ein beißender Duft aufsteigt. Streichen Sie diesen Brei auf ein Tuch auf und legen Sie es auf die Brust. Sobald die Haut zu brennen beginnt, nimmt man den Wickel ab und wäscht die Senfreste gründlich von der Haut.

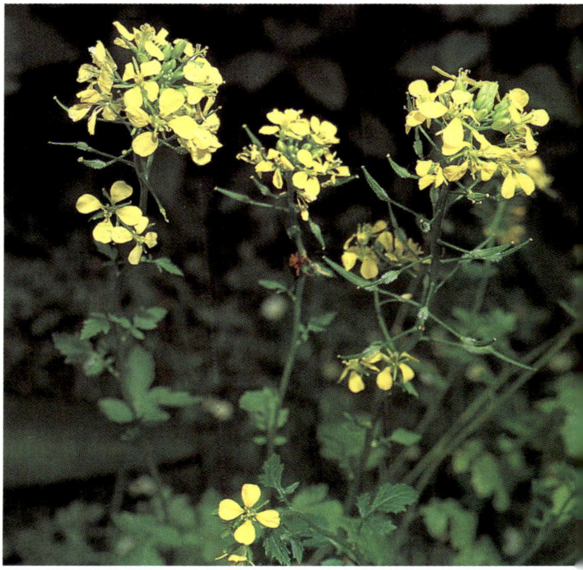

Der gelb blühende Senf zieht im Beet die Blicke auf sich.

Auch ohne Wickel, Senf ist gesund. Er hat eine stark verdauungsfördernde Wirkung und regt den Appetit an, ein Vorteil, der – vor allem mit selbst hergestellten Senfmischungen – lustvolles, gesundes Essen garantiert.

Kräutersenf

Zutaten:

50 g weiße Senfkörner; 1 kleine Zwiebel oder Schalotte; 5 g Salz; 1 Zweig Dill; 10 g Zucker; 1 Zweig Petersilie; 30 g Weinessig; 1 Bund Schnittlauch; 50 g Wasser; 2 schwarze Pfefferkörner

Zerreiben Sie Senf- und Pfefferkörner im Mörser zu einem feinen Pulver (beiseite stellen). Erhitzen Sie Wasser und Essig in einer kleinen Kasserolle und rühren Sie Zucker und Salz zu (erkalten lassen). Geben Sie das Pulver unter andauerndem Rühren zu, bis ein sämiger Brei entsteht. Nun kommen die feingehackten Zwiebeln und die Kräuter dazu; im Kühlschrank aufbewahren. Bei der Auswahl der frischen Kräuter sind Ihrer Experimentierlust kaum Grenzen gesetzt. Stellen Sie Ihre ganz persönliche Senfmischung zusammen. Wer die Mühe scheut, die Körner zu zerreiben, kann auch fertig gekauften Senf durch Kräuter „aufwerten“.

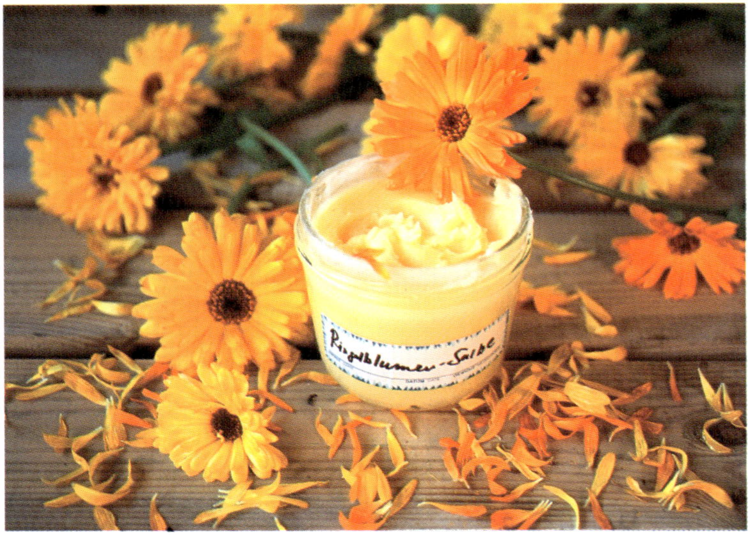

Ringelblumensalbe hilft bei Quetschungen, Verstauchungen und unterstützt die Wundheilung.

Ringelblume

Calendula officinalis

Allgemeines: 30–50 cm hoch; gelbe bis orangerote, 4–7 cm breite Blütenköpfchen (VI–IX); nahrhafter, guter Gartenboden, möglichst sonnig; sät sich freigiebig selbst aus

Verwendete Teile: Äußere Zungenblüten

Inhaltsstoffe: Ätherisches Öl; Flavonoide; Oleanolsäureglycoside; Sterole; Bitterstoffe; Gerbstoffe

Tip

Die gelben Zungenblüten passen als Farbtupfer gut zu Rohkostsalaten.

Anwendung: Man mag es heute kaum glauben, aber die Ringelblume wurde bis ins Mittelalter gemeinsam mit Wegwarte und Löwenzahn genannt. Daher verlieren sich die Anfänge ihrer „Karriere" als Heilpflanze im Dunkel der Buchdeckel. Wenn sie eindeutig zuzuordnen ist, hat man sie gegen Magenbeschwerden und Blattern, bei Milz- und Leberkrankheiten, aber auch gegen „Würmer in den Ohren" empfohlen.

Zwei Zubereitungsarten sind möglich: als Tee für die innere Anwendung und äußerlich in Form von Umschlägen oder als Creme (hält sich im Kühlschrank bis zu einem Jahr). Für den Tee brauchen Sie ein bis zwei Teelöffel getrockneter Zungenblüten; mit einer Tasse kochendem Wasser übergießen; fünf bis zehn Minuten ziehen lassen; abseihen. Auch die Herstellung der Creme ist einfach: Kaufen Sie in der Apotheke eine fertige Basiscreme. Schmelzen Sie zwei gehäufte Eßlöffel davon im Wasserbad bei niedriger Temperatur. Nun kommen etwa zwei Eßlöffel frischer oder getrockneter Zungenblüten dazu. Rühren Sie so lange, bis die Creme eine orangegelbe Farbe annimmt. Drücken Sie die noch weiche Mischung durch ein festes Teesieb in ein Gläschen; im Kühlschrank aufbewahren. Die Inhaltsstoffe sind entzündungshemmend und fördern die Bildung sogenannter Granulationsgewebe (Bindegewebe, die z. B. bei der Wundheilung entstehen und zu Narbengewebe umgewandelt werden). Ringelblumen eignen sich für die äußerliche Behandlung schlechtheilender Wunden, Quetschungen und Verstauchungen, leichten Verbrennungen (Sonnenbrand), Geschwüren und Ekzemen sowie als Gurgelwasser bei entzündeten Mundschleimhäuten. Die innere Anwendung wird nur von der Volksmedizin empfohlen: Ringelblumentee soll die Durchblutung fördern und die Widerstandskräfte des Körpers steigern. Wegen der Gerbstoffe wird der Tee als beruhigendes Mittel bei Verdauungsbeschwerden, wegen der Bitterstoffe als leber- und galleanregendes Mittel empfohlen.

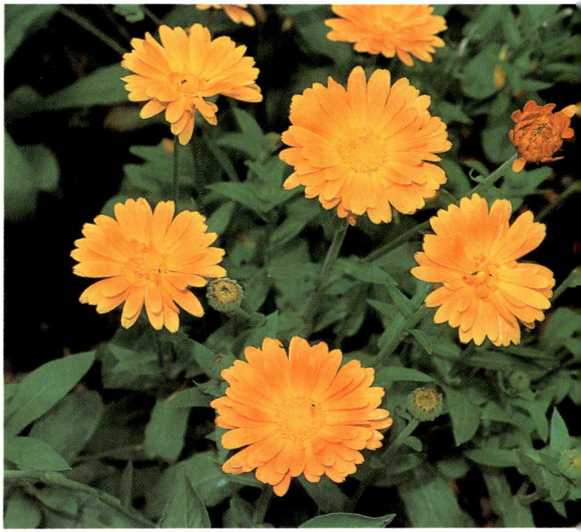

Die Ringelblume ist außerdem eine Zierpflanze der Bauerngärten.

Kümmel

Carum carvi

Allgemeines: 30 – 100 cm hoch; unscheinbare weiße Blüten in Dolden (VI – VIII); feuchter Boden, auch im Halbschatten; kann zwischen Erbsen, Bohnen und Salat angepflanzt werden; zweijährige Pflanze

Verwendete Teile: Früchte (VI – VIII, im 2. Jahr)

Inhaltsstoffe: Ätherisches Öl (3 – 7 %; Carvon, Limonen, Terpene); fettes Öl; Flavonoide

Anwendung: Die Römer machten den Kümmel „gesellschaftsfähig“. Sie brachten den ähnlich schmeckenden, mediterranen Kreuzkümmel (*Cuminum cyminum*) über die Alpen. Angeblich gedieh er besonders gut, wenn

Kümmelfrüchte kann man kaufen oder selbst ernten.

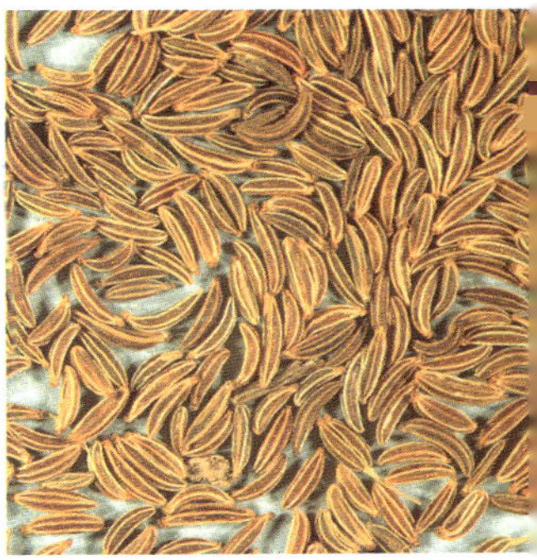

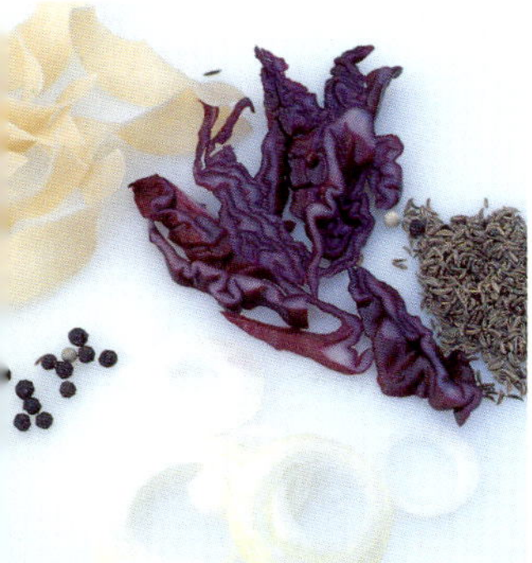

Kümmelnudeln – nahrhaft-deftig und wohlschmeckend

man bei der Aussaat kräftig fluchte. Dieser Aberglaube findet sich bereits bei Theophrastus! Kümmel als Amulett half angeblich gegen Hexerei.
In der Küche wird Kümmel nur der verwenden, der den charakteristischen Geschmack mag. Dann verfeinert das blähungstreibende Gewürz Kartoffelgerichte, Sauerkraut und andere Kohlsorten. Kümmel regt die Produktion von Magensaft an und fördert den Appetit, das Öl wirkt pilzabtötend. Kümmeltee wird zwischen den Mahlzeiten genossen (ein Teelöffel zerstoßene Früchte mit einer Tasse kochendem Wasser übergießen; 10 bis 15 Minuten bedeckt ziehen lassen und abseihen). Er hilft bei Verdauungsstörungen und Krämpfen im Magen-Darm-Bereich. In der Volksmedizin ist er Gurgelmittel bei Entzündungen im Mundbereich. Wenig bekannt ist, daß man die Kümmelwurzel auch als magenstärkendes Gemüse essen kann. Sie entwickelt sich besser, wenn Sie die Blüten entfernen.

Kümmelnudeln

(für 3 bis 4 Personen)
Inhaltsstoffe: 2026 Kcal; 8475 KJ; 50,3 g Eiweiß; 109,6 g Fett; 209,5 g Kohlenhydrate; 34,8 g Ballaststoffe; 1295 mg Kalium; 249 mg Kalzium; 647 mg Phosphor; 230 mg Magnesium; 13,5 mg Eisen; 37,2 µg Vitamin A; 1,11 mg Vitamin B_1; 0,57 mg Vitamin B_2; 0,43 mg Vitamin B_6; 151 mg Vitamin C
Da in diesem Rezept Schmalz verwendet wird, steigen Fett- und Cholesteringehalt (86 mg) beträchtlich. Für Menschen mit Übergewicht, Diabetes und Herz-Kreislauferkrankungen ist es nicht geeignet. Bei allen anderen sorgt Kümmel für eine bessere Verdauung und beugt Blähungen vor.

Zutaten:

300 g Vollkorn-Bandnudeln; 300 g Weiß- oder Rotkohl; 1 große Zwiebel; 100 g Griebenschmalz; Salz; frisch gemahlener schwarzer Pfeffer; 1 gehäufter Eßlöffel Kümmel

Schneiden Sie den Weißkohl/Rotkohl in feine, fingerlange Streifen (Blattstrünke verwerfen) und die Zwiebel in dünne Viertelscheiben. Garen Sie den Kohl mit den Zwiebeln in einer schweren Pfanne in Schmalz für etwa 20 Minuten. Kochen Sie die Nudeln bißfest. Mischen Sie die Nudeln unter das Gemüse und geben Sie die Gewürze zu. Lassen Sie alles bei kleiner Hitze etwas anbräunen (Vorsicht, damit die Nudeln nicht ansetzen).

Echte Kamille

Chamomilla recutita

Allgemeines: 15 – 40 cm hoch; 1 – 2 cm breite Blütenköpfe mit weißen Zungen- und gelben Röhrenblüten (V – VIII); einjährige Pflanze

Verwendete Teile: Blüten

Inhaltsstoffe: Ätherisches Öl (0,3 – 1,5 %; α-Bisabolol, Chamazulen u. a.); Flavonoide; Sesquiterpenlactone, Cumarine

Anwendung: Als Heilpflanze, die an Wegesrändern wild gesammelt werden kann, dürfte die duftende Kamille wohl den meisten Menschen bekannt sein. Sie kann aber auch mit Gewinn im Bauerngarten oder einem Staudenbeet eingesetzt werden, wo sie dank ihrer langen Blütezeit dauerhaft hübsche Akzente setzt. Da die Kamille auch im Mittelmeerraum wächst, dürfte sie bereits den antiken Autoren bekannt gewesen sein. Ganz sicher ist man sich da aber nicht, denn botanische Beschreibungen und Namengebung fielen damals keineswegs so eindeutig aus, wie es aus heutiger Sicht wünschenswert wäre. Immerhin beschreibt Dioskurides eine Pflanze *parthenium*, mit der er wahrscheinlich unsere Kamille meinte. Sie soll die Regel der Frauen fördern, harntreibend wirken und bei Blähungen helfen. Der mittelalterliche Gelehrte Albertus Magnus übernimmt diese medizinischen Anwendungsgebiete und erweitert sie um Gelbsucht, Geschwüre, erschöpftes Gehirn und ermüdete Glieder. In den später erschienenen Kräuterbüchern kommt dann aber kein weiteres Anwendungsgebiet hinzu.

Kamille dürfte die wohl bekannteste aller Heilpflanzen sein.

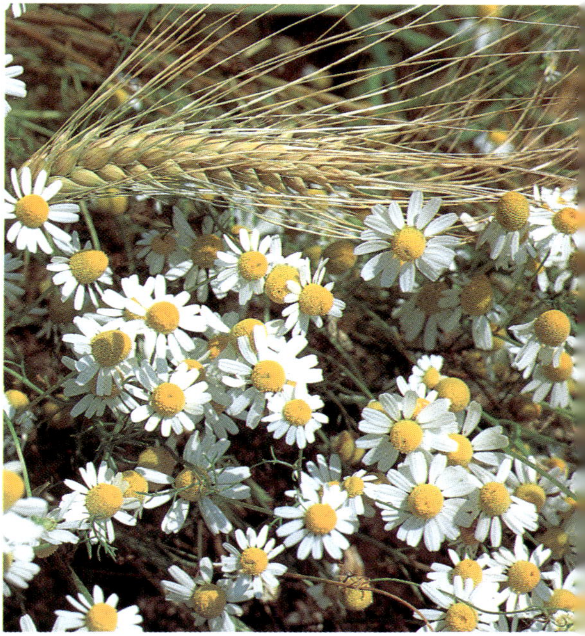

Heute gehört die Kamille zu den Heilpflanzen, bei denen sich Schulmediziner wie Anhänger von Hausmitteln einmal gänzlich einig sind. Der gegen Bakterien und Pilze wirkende Kamillentee (zwei Teelöffel mit einer Tasse kochendem Wasser übergießen; 10 Minuten abgedeckt ziehen lassen; abseihen und sofort trinken) ist entzündungshemmend und krampflösend, daher trinkt man ihn bei Beschwerden im Magen-Darm-Bereich, bei Blähungen und Sodbrennen. Ent-

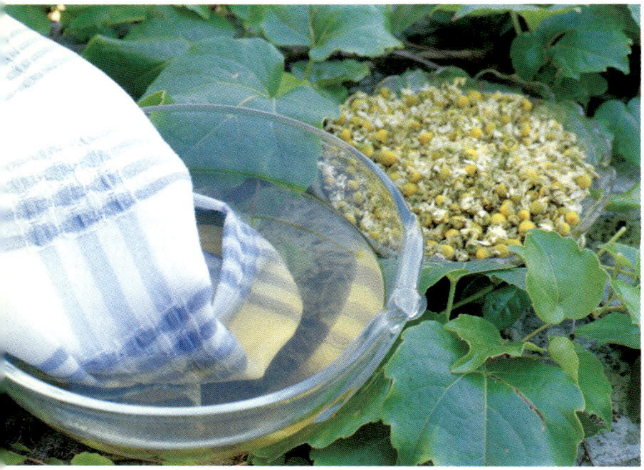

Ein Kamillebad reinigt die Haut; die Dämpfe reinigen die Atemwege.

zündungen im Mundbereich bekämpft man durch Gurgeln mit dem Tee, bei Erkältung und Katarrhen im Nasen-Rachenraum und den Bronchien empfiehlt sich ein Dampfbad: Übergießen Sie einige Eßlöffel der getrockneten Blüten in einer Schüssel mit kochendem Wasser, halten Sie den Kopf darüber und atmen Sie die aufsteigenden Dämpfe so lange wie möglich ein („Handtuchzelt") – damit reinigen Sie die Atemwege. Auch äußerlich, als Umschlag auf entzündlichen Wunden, können Sie Kamillentee verwenden – nicht aber, wie früher häufig empfohlen, für Augenspülungen. Zudem werden in seltenen Fällen allergische Hautreaktionen auf Kamille beschrieben. Sofern Sie auf käuflichen Kamillentee zurückgreifen wollen, besorgen Sie sich die Blüten aus der Apotheke, denn in manchen Teebeuteln werden die Blüten oft durch das unwirksame Kraut „gestreckt".

Übrigens schlägt die Stunde der Kamille nicht erst, wenn man erkrankt ist. Ein mit Kamillenaufguß (wie Tee) getränktes, auf das Gesicht gelegte Tuch pflegt die Haut. Ein „professionelles" Gesichtswasser, das auch als After Shave verwendet werden kann, stellen Sie aus 10 g getrockneter Blüten in 100 g 70%igem Alkohol (Apotheke) her. Lassen Sie den Ansatz 10 bis 14 Tage lang abgedunkelt, aber warm stehen und filtern Sie durch einen Kaffeefilter ab.

Gewürzfenchel

Foeniculum vulgare

Allgemeines: 50 – 200 cm hoch; fein gefiederte Blätter; kleine gelbliche Blüten in Dolden (VII – X)

Verwendete Teile: Früchte (Ernte IX – X); Dolden als Ganzes in eine Tüte abschneiden und die Früchte nachtrocknen

Inhaltsstoffe: Ätherisches Öl (2 – 6%; Anethol, Fenchol); fettes Öl

Anwendung: Schon die alten Ägypter kannten den Fenchel als Mittel gegen Husten, und diese Anwendung zieht sich durch die Schriften aller späteren Autoren. Allerdings beließ man es nicht dabei, so daß Tabernaemontanus von 200 (!) Heilwirkungen und zahlreichen Zubereitungsarten zu berichten weiß. Wie sehr die antiken Autoren bis in die heutige Volksmedizin hineinwirken, zeigt das Beispiel des Fenchels als Augenmittel: Plinius berichtet, daß Schlangen den Fenchel zur Stärkung ihrer Augen benutzen, und genau das findet man auch in vielen volksmedizinischen Büchern. Fencheltee (ein Teelöffel frisch im Mörser zerstoßene Früchte wird mit einer Tasse kochendem Wasser übergossen; nach 10 – 15 Minuten abgedeckt ziehen lassen, abseihen) treibt Blähungen und ist vor allem für Kleinkinder empfehlenswert. Darüber hinaus hilft er bei leichten Verdauungsstörungen und löst Krämpfe. Mit Honig gesüßten Fencheltee trinkt man als schleimlösendes Mittel bei Erkältungskrankheiten. Als Gewürz verwendet man Fenchelsamen für Backwaren (Brot und Kuchen), während die zarter schmeckenden Blätter frisch zu Soßen, Suppen und Fischgerichten passen.

Aus Fenchelfrüchten (unten) gießt man Tee auf, der gegen Blähungen hilft.

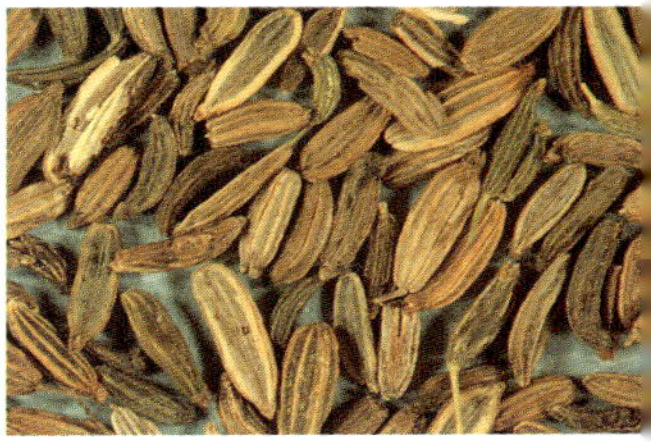

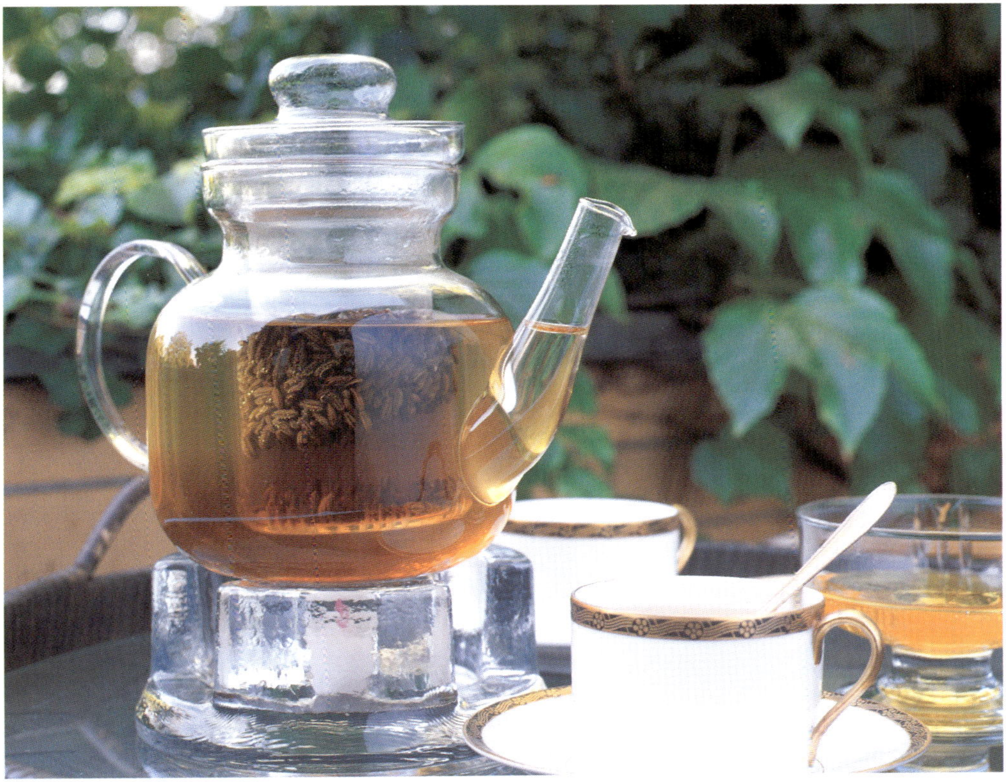

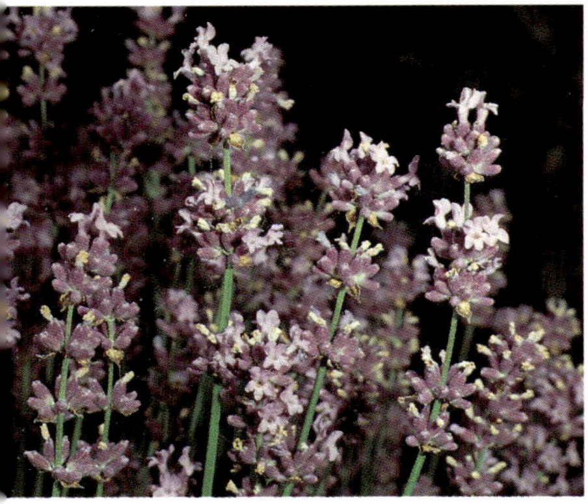

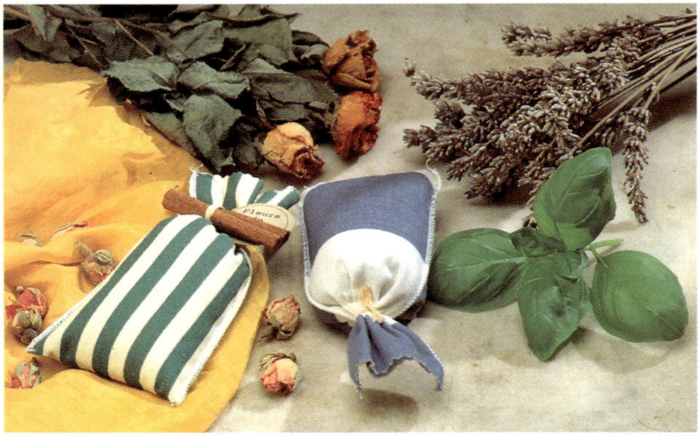

Tee aus Lavendelblüten (links) wirkt beruhigend, während der Duft in Form von Duftsäckchen (rechts) konserviert wird.

Lavendel

Lavandula angustifolia

Allgemeines: 50 – 80 cm hoch; blauviolette Blüten (VII – VIII); immergrüner Halbstrauch; sonniger Standort; nach der Blüte zurückschneiden, damit der Strauch kompakt bleibt

Verwendete Teile: Blüten, Blätter (Gewürz)

Inhaltsstoffe: Ätherisches Öl (1 – 3 %; mit Monoterpenen wie Linalylacetat, Linanlool, β-Ocimen u. a.); Cumarine; Flavonoide

Anwendung: Die Schönheit der Blüten – „Pflanze gewordener Himmel" in der Provence – konkurriert jedoch mit ihrer Verwendung als Droge. Pflanzen Sie deshalb den offizinellen Lavendel (die medizinisch wirksame Art) in ein Kräuter- oder Bauerngartenbeet, und kaufen Sie für das Staudenbeet eine der zahlreichen Sorten.

In den Kräuterbüchern wird er als „Muttergottespflanze" geführt, die dem Menschen Keuschheit verleihen soll, oder – weitaus prosaischer – ihre Kleidung vor Motten- und Läuseplage bewahrt. Lavendelöl ist in der Parfüm- und Kosmetikindustrie von großer Bedeutung.

Lavendelblütentee (zwei Teelöffel mit einer Tasse kochendem Wasser übergießen; fünf bis zehn Minuten abgedeckt ziehen lassen; abseihen) ist ein mild wirkendes Beruhigungsmittel bei Unruhe, nervöser Erschöpfung, Migräne und Einschlafstörungen. Die Volksmedizin kennt den Lavendel darüber hinaus als Magen-, blähungs- und wassertreibendes Mittel. Ein Sträußchen unter dem Kopfkissen soll allein aufgrund des

Tip

Lavendelsträußchen zwischen die Wäsche gelegt, helfen gegen Motten.

Duftes ruhigen Schlaf schenken. Wegen der antiseptischen Eigenschaften des Lavendelöls wird er auch als Gurgelmittel und zur Inhalation bei Erkältungen und Katarrhen empfohlen.

In der Küche werden die frischen, grünen Blätter als Gewürz für Fisch und Eintopfgerichte sowie für Kräutersoße verwendet. Süßspeisen erhalten durch Lavendelblütensirup einen interessanten, ungewöhnlichen Geschmack: Kochen Sie etwa 700 ml Wasser mit 500 g Zucker zu einem Sirup ein und rühren Sie ca. 50 g frische Lavendelblüten und den Saft einer halben Zitrone unter. Der Sirup bleibt etwa eine Woche lang kühl stehen (abgedunkelt im Keller), um das Aroma der Blüten aufzunehmen. Dann gießt man ihn durch Sieb und Trichter in eine Flasche und bewahrt ihn kühl auf.

Kräuter für Essig und Öl

Das Aroma vieler Kräuter läßt sich in Essig und Öl konservieren. Für welche Mischung Sie sich entscheiden, hängt von Ihrem persönlichen Geschmack ab. Stellen Sie zunächst jedoch Essig und Öl mit nur je einem Kraut her, um ein Gefühl für die Gewürzmischungen zu entwickeln. Danach können Sie Kombinationen ausprobieren, wobei der alte Spruch, „Weniger ist mehr", besonders wichtig ist. Als Faustregel für die verwendeten Mengen gilt: Etwa 25–30 g Kräuter auf 500 ml Essig oder Öl. Lassen Sie den Ansatz mit den gut gereinigten Kräutern etwa zwei Wochen stehen und füllen Sie ihn anschließend auf Flaschen auf.

Kräuter für Essig: Basilikum, Dill, Estragon, Kerbel, Oregano, Rosmarin, Salbei, Thymian

Kombinationen: Estragon + Thymian; Basilikum + Dill + Kerbel; Rosmarin + Salbei

Blüten für Essig: Boretsch, Kapuzinerkresse, Ringelblume, Thymian

Kräuter für Öle: Basilikum, Lavendel, Oregano, Rosmarin, Salbei, Thymian

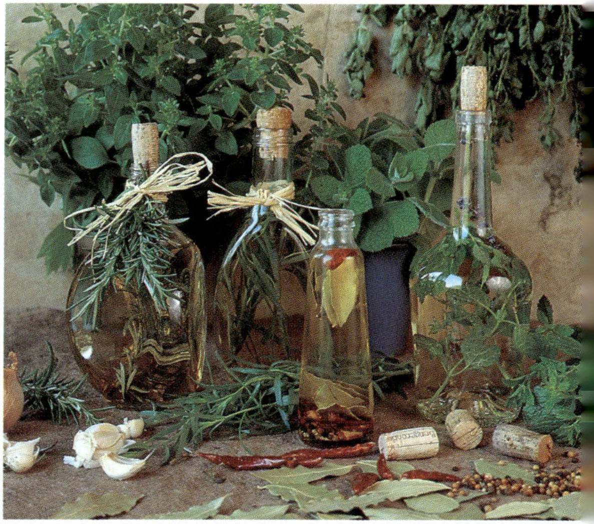

Aromatische Kräuter (Rosmarin, Estragon, Melisse) in Essig oder Öl

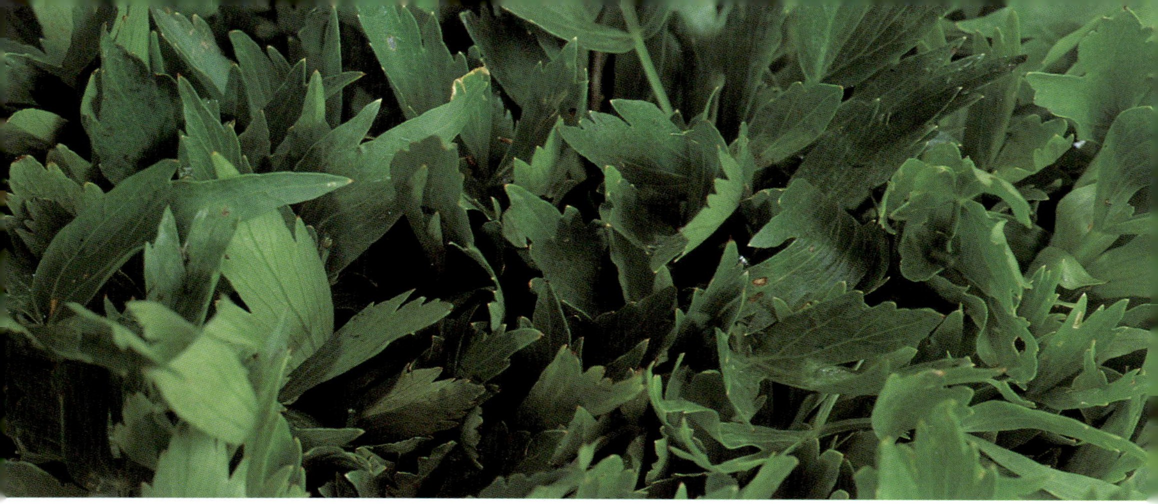

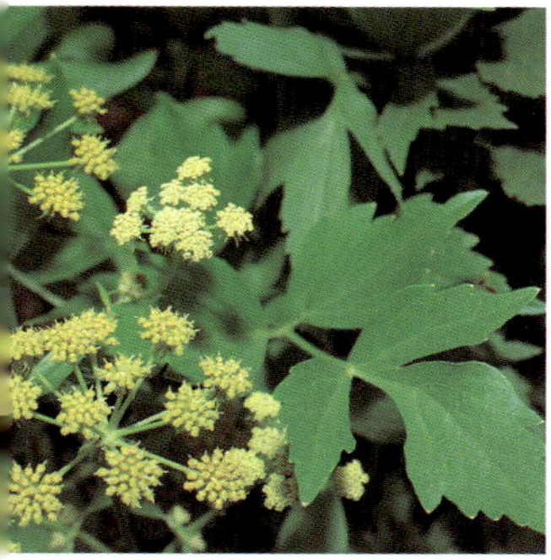

Liebstöckel (ganz oben) ist ein sehr dominantes Würzkraut mit kleiner Blüte (oben).

Liebstöckel

Levisticum officinale

Allgemeines: Bis 2 m hoch; üppig beblätterte Staude; kleine gelbe Blüten in Dolden (VII – VIII); verträgt Halbschatten; nährstoffreicher Boden (mit Kompost düngen)

Verwendete Teile: Blätter (Gewürz), Wurzel (Ernte IX – X)

Inhaltsstoffe Wurzel: Ätherisches Öl (0,4 – 1 %; Alkylphthalide u. a.); Cumarine, Pflanzensäuren

Anwendung: Liebstöckel ist eine sehr alte Heilpflanze. Dioskurides weiß zu berichten, daß man ihn statt Pfeffer den Speisen zugab, um den Magen zu heilen; außerdem solle er gegen den Biß giftiger Tiere helfen – eine Anwendung, die sich auch in manchen Volksbräuchen noch findet. Der Abt Walahfrid Strabo pflanzte Liebstöckel als Medizin in sein Klostergärtchen, Hildegard von Bingen empfiehlt ihn bei Halskrankheiten. Später nennt man ihn als Medizin gegen Magenbeschwerden, Geschwüre, Gelbsucht, Wunden und Melancholie. Im Volksglauben kommt dem Kraut eine antizauberische Wirkung zu. So löst es, dem Futter beigemischt, bei Kühen den Hexenbann, die durch Zauberei keine Milch mehr geben.

Heute verwendet man die frischen Blätter sparsam als Gewürz zu Suppen und Soßen. Ihr kräftiger Geschmack hat dem Kraut seinen treffenden Namen „Maggikraut“ eingetragen.

Liebstöckeltee aus der zerkleinerten, getrockneten Wurzel (ein Teelöffel mit einer Tasse kochendem Wasser übergießen; 10 bis 15 Minuten zugedeckt ziehen lassen; abseihen) hat eine wassertreibende Wirkung und wird vor allem bei Ödemen in den Füßen empfohlen. Allerdings darf der Tee nicht bei entzündlichen Nieren- und Harnwegkrankheiten getrunken werden (Arzt). Wie so oft kennt die Volksmedizin eine Reihe weiterer Anwendungen: zur Beruhigung des Magens, als schleimlösendes Mittel bei Katarrhen (diese Wirkung läßt sich medizinisch belegen) und zur Beruhigung.

Majoran

Majorana hortensis (Origanum majorana)

Allgemeines: 20 – 40 cm hoch; weiße bis rötliche Blüten (VII – IX); ausdauernd, da sehr frostempfindlich bei uns aber nur einjährig (Vorkultur in Schalen ab Februar, auspflanzen nach den Eisheiligen); auch im Balkonkübel oder Blumentopf

Verwendete Teile: Blätter vor der Blüte

Inhaltsstoffe: Ätherisches Öl; Bitterstoffe; Gerbstoffe

Anwendung: In den 30er Jahren unseres Jahrhunderts gruben Archäologen einen Gebäudekomplex nahe der griechischen Stadt Pylos aus. Unter den Fundstücken befanden sich auch 400 gebrannte Tontafeln mit Parfümrezepten, die als Gabe für Heerführer, Priester oder Götter gedacht waren. Bereits Ende des 13. Jh. v. Chr. kannte man dort bereits ein Parfüm, das aus Majoranöl hergestellt wurde. Paracelsus, der an den Einfluß der Gestirne auf Kraft und Wirkung der Heilpflanzen glaubte, ordnet Majoran dem Merkur zu. Daß die Pflanze heute vorwiegend als Gewürz verwendet wird, spielte damals eine eher untergeordnete Rolle. Vielmehr galt Majoran als eine Art Wundermedizin, die bei zahlreichen Krankheiten eingesetzt wurde. Nachweislich regt Majoran die Ausschüttung von Magensäften an und hilft somit bei Appetitlosigkeit. Er wirkt krampf- und schleimlösend, hilft als Tee gegen Husten, Erkältungskrankheiten sowie als Bad oder Einreibung gegen Rheuma.

In der Küche ist das kräftig schmeckende Gewürz eine wichtige Zutat für salzarme Diäten, denn es kann anstelle von Salz verwendet werden. Majoran paßt zu Geflügel und Hackfleischgerichten, Soßen, Kartoffeln und Hülsenfrüchten. Da man ihn häufig zum Würzen von Wurstwaren nimmt, trägt Majoran auch den schönen Namen „Wurstkraut“.

Heute wird Majoran, eine alte Heilpflanze, fast nur noch als kräftiges Gewürz verwendet.

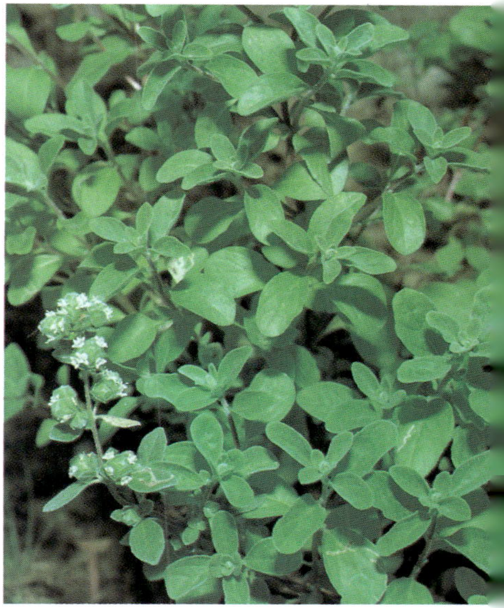

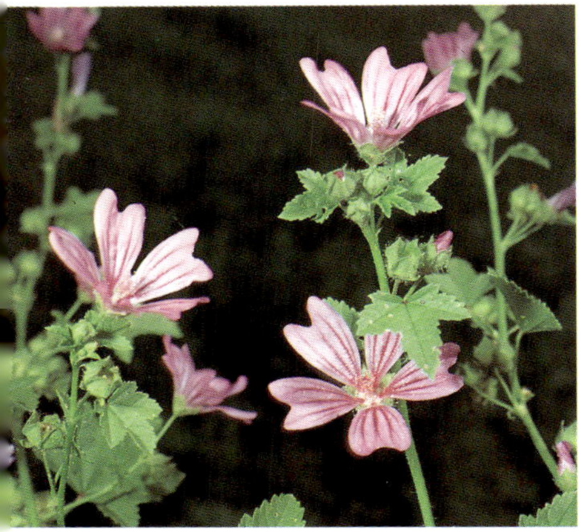

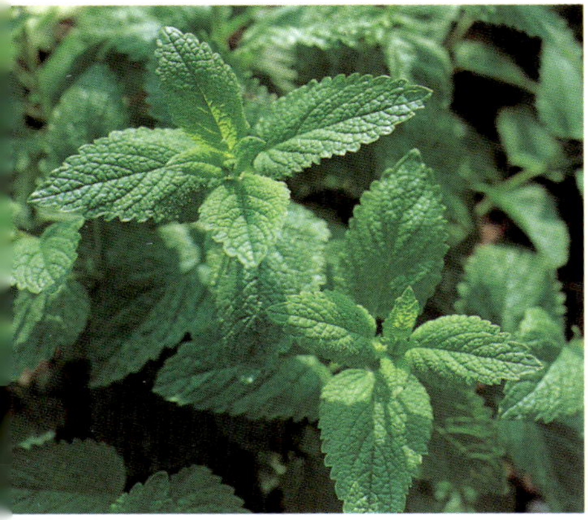

Wilde Malve

Malva sylvestris

Allgemeines: 30 – 100 cm hoch; rosa bis rotviolette Blüten mit dunkler Aderzeichnung (VI – IX); sonniger Standort

Verwendete Teile: Blätter (Ernte VI – IX), Blüten

Inhaltsstoffe: Schleime (8% Blätter; 10% Blüten); Gerbstoffe; Anthocyane (Malvin)

Anwendung: Bereits die antiken Autoren (Dioskurides, Plinius) kannten und schätzten die Malve als Heilpflanze und Gemüse. Sie sollte gegen Gifte aller Art wirksam sein, den Magen, aber nicht den Darm, stärken, und ihre Blätter versprachen Heilung bei Wunden und Brandwunden.

Eine merkwürdige Anwendung, die sich in Abwandlungen bis in die Volksbücher des 17. Jh. gehalten hat, geht auf Dioskurides zurück: Danach wirken die Samen als Aphrodisiakum für Frauen, während untergelegte Blätter die Geburt fördern.

Malventee (zwei Teelöffel mit einer Tasse kaltem Wasser aufsetzen; zum Kochen bringen; fünf bis zehn Minuten abgedeckt ziehen lassen; abseihen) ist wegen des hohen Schleimgehaltes das wohl beste Mittel gegen Erkältung mit Katarrhen der oberen Atemwege und Rachenentzündung. Auch auf entzündete Schleimhäute des Magens und Darms übt der Tee eine lindernde Wirkung aus.

Die Wilde Malve (oben) ist eine prächtige Bauerngartenpflanze, Zitronenmelisse (unten) Gewürz und Heilpflanze.

Zitronenmelisse

Melissa officinalis

Allgemeines: 30 – 80 cm hoch; weiße Blüten in Quirlen (VI – VIII); ausdauernde Pflanze; Bienenweide; sonniger bis halbschattiger Standort auf lockerem, nicht zu trockenem Boden

Verwendete Teile: Blätter (Ernte VI – IX)

Inhaltsstoffe: Ätherisches Öl (0,02 – 0,2 % mit Citronellal, Citral u. a.); Rosmarinsäure (4% „Labiatengerbstoff"); Flavonoide

Anwendung: Plinius erwähnt die Melisse als Bienenpflanze, außerdem sollen Imker ihre Stöcke mit Melissenblättern einreiben, um die Bienen im

Stock zu halten. Nach Hildegard von Bingen macht Melisse „das Herz froh“ und fördert die gute Laune, eine Anwendung, die in späteren Kräuterbüchern – Melisse gegen Melancholie – stets wiederholt wird.

Melissentee (zwei Teelöffel mit einer Tasse kochendem Wasser übergießen; fünf bis zehn Minuten abgedeckt ziehen lassen; abseihen) hat, neben dem unbestreitbar frischen Geschmack, eine Reihe medizinischer Wirkungen. Die krampflösenden, beruhigenden Inhaltsstoffe wirken gegen Bakterien und Viren. Daher trinkt man den Tee bei Magen- und Darmbeschwerden, bei psychovegetativen Herzbeschwerden, leichter Schlaflosigkeit und Migräne. Als Bad oder Einreibung hilft Melisse gegen Nervenschmerzen, Rheuma und Herpes (wahrscheinlich belegen die Labiatengerbstoffe die Zellmembranen und verhindern so das „Andocken“ der Viren). Die Volksmedizin kennt die Melisse vor allem als schweißtreibendes Mittel (auch in Verbindung mit Lindenblüten) bei Erkältungskrankheiten sowie – wie in alten Zeiten – bei Hysterie und Melancholie.

In der Küche verwendet man Melisse überall dort, wo man auch einen Spritzer Zitronensaft nehmen würde: für grüne Salate, zu Rohkost, Kräuterquark und -soßen und als Zusatz für Wildgerichte. Frische Melissenblätter geben selbstgemachten Limonaden ein erfrischendes Aroma.

Tip

Melisse ersetzt in der Küche den Spritzer Zitronensaft.

Salatessig mit Blüten

Zutaten:

Rosenessig (siehe Seite 58); Blütenblätter von Rosen, Nelken, Ringelblume, Wilder Malve

Schneiden Sie die Blütenblätter in feine Streifen; gut mit dem Essig vermischen und 2 bis 3 Wochen je nach Geschmack ziehen lassen. Diese Vinaigrette eignet sich für alle blattreichen Rohkostsalate, die man mit den entsprechenden, ganzen Blüten verziert.

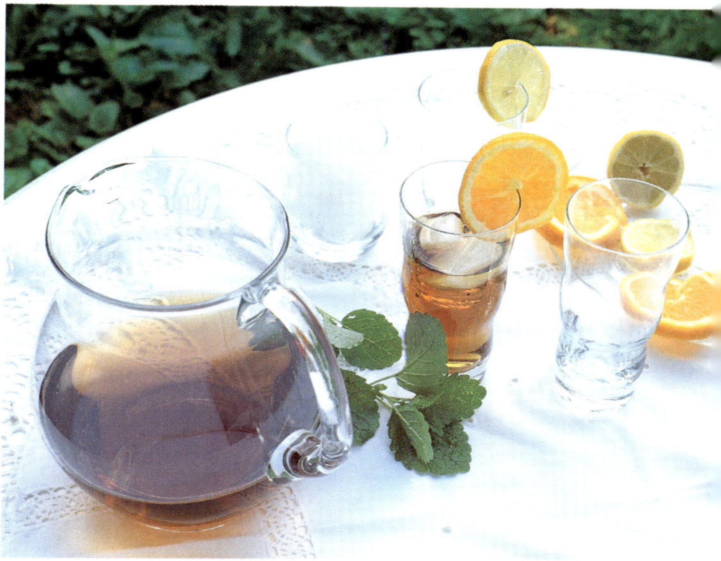

Alkoholfreie Sommerdrinks mit Eistee, Früchten und Zitronenmelisse.

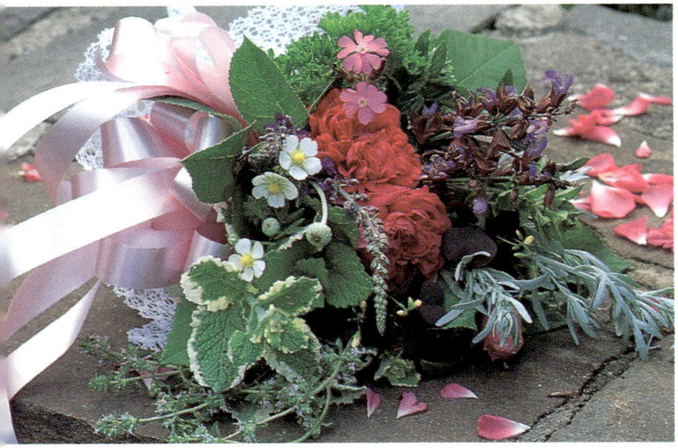

Duftsträuße sind attraktiv und erfüllen den Raum mit ihrem Duft.

Aromatherapie

Über die Aromatherapie sind ganze Bücher geschrieben worden, daher ist hier bei weitem nicht der Raum, sich mit dem Pro und Kontra auseinanderzusetzen. Aromen, die auf dem Duft leicht flüchtiger Pflanzenöle (ätherische Öle) beruhen, wurden schon in der Antike als Heilmittel eingesetzt. Zur Zeit der Pest, im Mittelalter, erlangte die Aromatherapie eine heute unvorstellbare Bedeutung. Da man kein Mittel gegen diese Geißel der Menschheit kannte, versuchten sich die Menschen mit den verschiedensten duftenden Kräutern dagegen zu schützen. Dieses Beispiel zeigt recht gut die Ambivalenz der Aromatherapie: Medizinisch-empirisch betrachtet waren die verwendeten Pflanzen absolut nutzlos, aber die Menschen wollten daran glauben. Heutzutage sollte die Aromatherapie vor allem der Entspannung dienen.

Destillierte Kräuteröle können Sie in Apotheken, Drogerien und Reformhäusern erwerben, für den Gartenbesitzer ist es jedoch preiswerter, die frischen Pflanzen direkt aus dem Beet zu pflücken. Alle stark duftenden Pflanzen mit ätherischen Ölen eignen sich für diese Therapie (Anis, Basilikum, Dill, Fenchel, Kamille, Majoran, Melisse, Oregano, Pfefferminze, Rosen, Salbei, Zitronenmelisse und andere mehr). Pflücken Sie sich einen Zweig und zerreiben Sie Blätter und Blüten mit der Hand. Lehnen Sie sich zurück, atmen Sie den Duft einer Pflanze intensiv ein, lassen Sie die Gedanken schweifen und „die Seele baumeln", lösen Sie sich von den Spannungen und dem Ärger des Alltages. Den gleichen Zweck erfüllen übrigens auch getrocknete Kräuter in einem Duftsäckchen.

Pfefferminze

Mentha x piperita

Allgemeines: 30 – 90 cm hoch; kleine weißliche bis hellrosa Blüten in ährenartigen Blütenständen (VI – VIII); lockerer, humusreicher Boden; Halbschatten

Verwendete Teile: Blätter vor der Blüte

Inhaltsstoffe: Ätherisches Öl (0,5 – 4 % Menthol, Menthon u. a.); Gerbstoffe (6 – 12 %); Flavonoide; Bitterstoffe

Anwendung: Wie Grabfunde (1200 – 600 v.Chr.) beweisen, war Pfefferminze bereits den alten Ägyptern bekannt. Offensichtlich schätzten sie deren kühlen Geschmack, denn das Kraut ist dort nicht heimisch.

Wie so viele andere Heilpflanzen auch, gelangte die Pfefferminze über die Klostergärten der Mönche nach Mitteleuropa. Zumindest Walahfrid Strabo war von ihrer Wirkung so überzeugt, daß er ihr ein Plätzchen in seinem Gärtchen zugestand und das in seinem „Hortulus" würdigte. Albertus Magnus und Hildegard von Bingen, wie auch die Autoren späterer Kräuterbücher, sind voll des Lobes über dieses aromatisch duftende Kraut. Von der heilsamen Wirkung der Pfefferminze können wir auch heute noch profitieren. Pfefferminztee (ein Eßlöffel mit einer Tasse kochendem Wasser übergießen; fünf bis zehn Minuten bedeckt ziehen lassen; abseihen) hat im Unterschied zu manch anderem Heiltee einen frischen, angenehmen Geschmack. Er wirkt entkrampfend auf Magen und Darm, steigert beträchtlich die Produktion von Galle (verdauungsfördernd!), wirkt appetitanregend und blähungstreibend (Minzeblätter werten andere Anti-Blähungstees geschmacklich auf).

Die Inhaltsstoffe sind leicht desinfizierend, daher kann der Tee auch zum Gurgeln bei Infektionen des Mundbereiches, bei Heiserkeit oder zum Inhalieren (Handtuchzelt) bei Erkältungskrankheiten genutzt werden.

Äußerlich, als getränkter Umschlag aufgebracht, ist Pfefferminztee kühlend und schmerzstillend bei Arthritis und Gicht.

Als Gewürz wird Pfefferminze oft unterschätzt. Sie gibt allen Arten von Gemüse einen frischen, charakteristischen Geschmack (frische Blätter nach dem Garen). Sie aromatisiert Quarkspeisen, sommerliche Fruchtcocktails, Eis und selbstgemachte Fruchtlimonaden.

Frische Pfefferminze schmeckt aromatisch, der Tee beruhigt Magen und Darm.

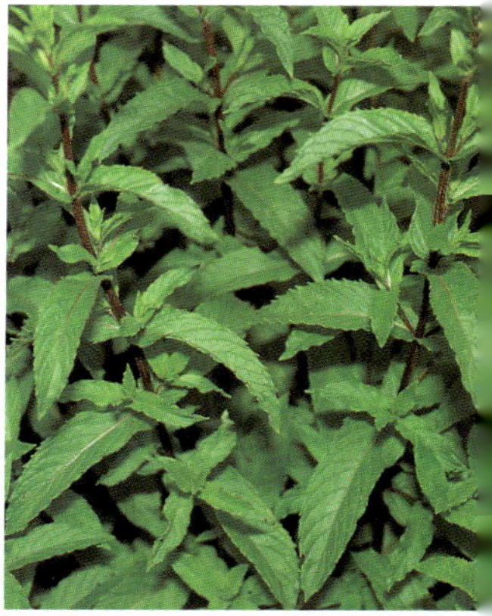

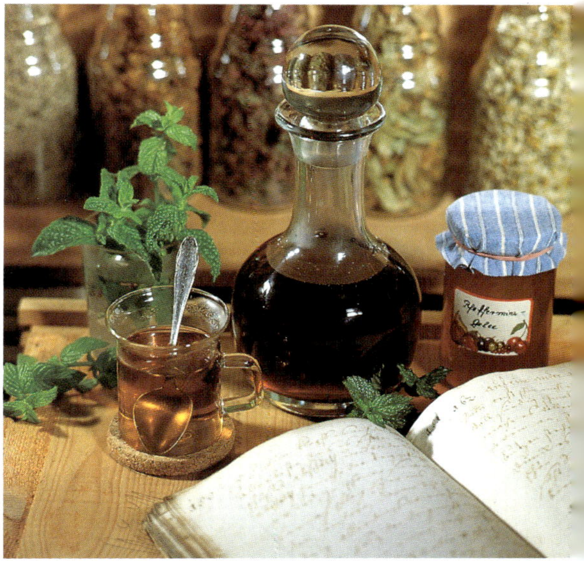

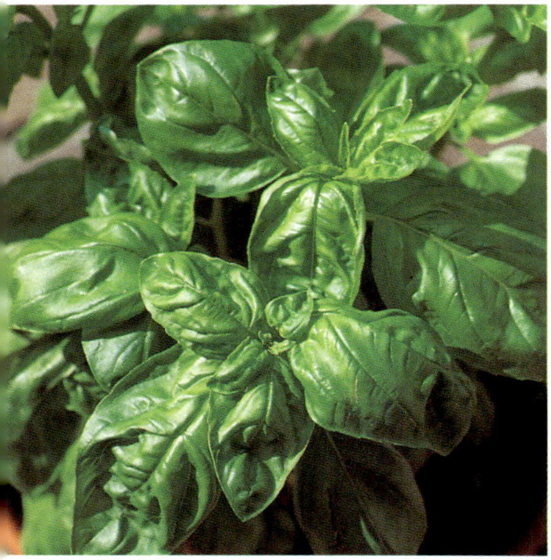

Basilikum (oben) wächst auch im Topf auf der Fensterbank.

Basilikum

Ocimum basilicum

Allgemeines: 20 – 50 cm hoch; weiße Blüten in Wirteln (VI – IX); einjährige Pflanze (Aussaat im März in Schalen, nach den Eisheiligen ins Freiland setzen); sandiger Boden und sonniger Standort

Verwendete Teile: Blätter

Inhaltsstoffe: Ätherisches Öl (Linalool, Eugenol, Sesquiterpene u. a.); Gerbstoffe; Flavonoide

Anwendung: Basilikum ist vor allem ein Würzkraut, das den Appetit anregt und die Verdauung fördert. Durch Topfpflanzen im Haus kann man ganzjährig frische Blätter ernten. Getrocknete Blätter haben einen intensiveren Geschmack und werden sparsam verwendet. Basilikum paßt zu allen Arten von Gemüse, zu Kräuterbutter und -quark, genausogut zu Fleisch, Fleischsoßen und Aufläufen.

Als Tee (ein bis zwei gehäufte Teelöffel mit 150 ml kochendem Wasser übergießen, 10 bis 15 Minuten abgedeckt ziehen lassen, abseihen und ungesüßt trinken) werden die getrockneten Blätter nur in der Volksmedizin gebraucht. Basilikumtee hilft bei Appetitlosigkeit, Blähungen und Völlegefühl. Wegen der Gerbstoffe eignet sich der Tee auch als Gurgelwasser bei entzündeten Schleimhäuten im Rachenraum.

Pesto

Zutaten:

4 Knoblauchzehen; 50 g Pinienkerne; $^1/_4$ l Olivenöl (vorzugsweise kaltgepreßt); 125 g frisch geriebener Parmesankäse; 1 Teelöffel Salz ; eine Handvoll frischer Basilikumblätter; schwarzer Pfeffer

Pesto ist eine wohlschmeckende, italienische Kräuterpaste, die hervorragend zu Spaghetti und anderen Teigwaren paßt. Zerstoßen Sie kleingeschnittene Knoblauchzehen mit den Pinienkernen und Salz in einem Mörser. Geben Sie zerschnittene Basilikumblätter zu und verreiben Sie alles zu einer cremigen Masse. Nun kommt Parmesan und das Olivenöl darüber; alles gut verrühren. Wärmen Sie die Paste mit Nudelwasser an und vermischen Sie sie mit den Nudeln.

Oregano, Dost

Origanum vulgare

Allgemeines: 20 – 60 cm hoch; rosa bis purpurrote Blüten (VII – IX); sonniger Standort; ausdauernde Pflanze

Verwendete Teile: Kraut, Ernte zur Blütezeit

Inhaltsstoffe: Ätherisches Öl (Caryophyllen, Bisabolon u. a.); Gerbstoffe; Bitterstoffe

Anwendung: Plinius empfahl pulverisierten Dost als Ameisenmittel. Zwar kennt das ausgehende Mittelalter den Dost als Heilmittel gegen allerlei Krankheiten (Leber, Lunge, Eingeweidewürmer, Wassersucht, selbst als Tee gegen Liebeskummer und anderes), wichtiger war das Kraut als Abwehr gegen Hexen und Zauberer – wie viele stark duftende Pflanzen Sogar der Teufel soll zurückgeschreckt sein, wenn er auf einen Menschen traf, der Dost bei sich trug. Am sichersten war man, wenn man den Dost in der Walpurgisnacht pflückte und zu Hause als Sträußchen aufhing.
In die Küche kam der Oregano als Pizzagewürz zu uns zurück.
Medizinisch spielt Dost heute keine Rolle mehr; als Gewürz regt er aber immerhin die Verdauung an und kann daher Probleme vermeiden helfen. Dosttee (ein Teelöffel mit einer Tasse kochendem Wasser übergießen; 10 Minuten abgedeckt ziehen lassen; abseihen), gesüßt mit Honig, kann bei Husten getrunken werden.

Tip

Oregano paßt zu allen Arten von Tomatengerichten, Salaten, Hülsenfrüchten und Bratensoßen.

Oregano oder Dost (unten links) wirkt im Beet wie eine Zierpflanze. Für die Kräuterernte eignet sich ein Korb sehr gut.

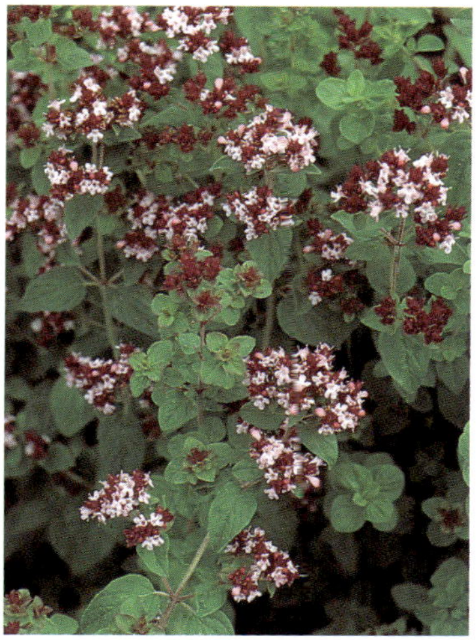

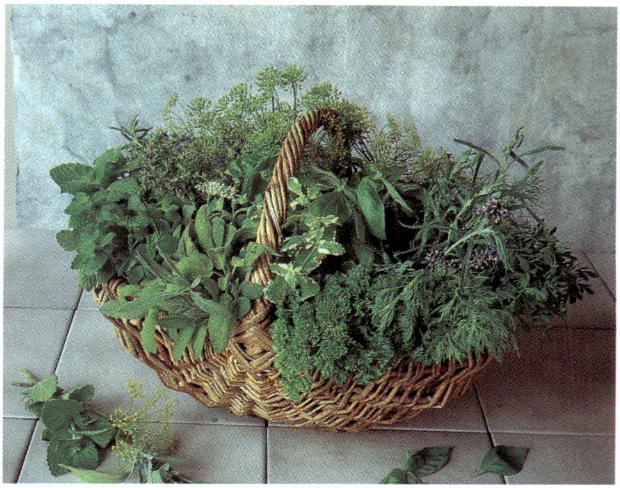

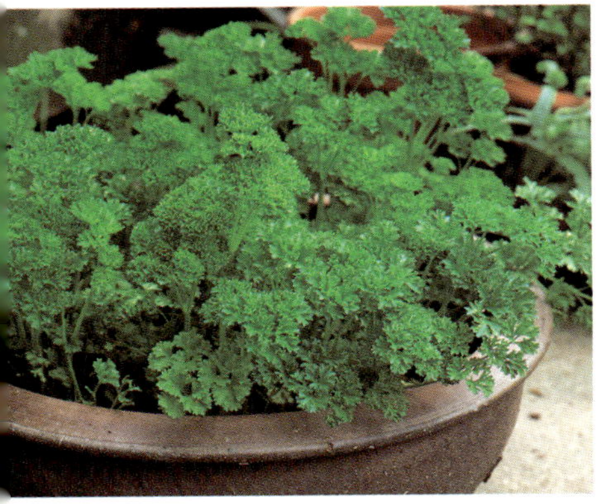

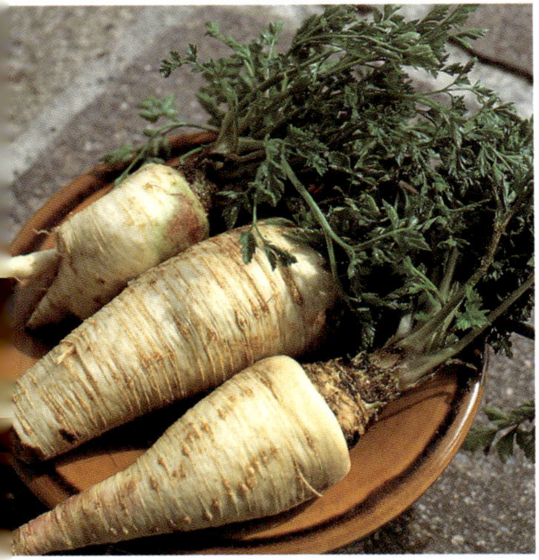

Petersilie (oben) und Wurzelpetersilie (unten) als Gemüse

Petersilie

Petroselinum crispum

Allgemeines: Kraut bis 30 cm hoch; grünlich-gelbe Blüten im zweiten Jahr auf einem bis 80 cm hohen Stengel (VI – VII); guter Gartenboden; krause und glatte Blattpetersilie, Wurzelpetersilie; Blattpetersilie auch auf dem Balkon

Verwendete Teile: Blätter, Wurzel (Ernte X – XI), Früchte (Ernte ab VII) nachtrocknen lassen

Inhaltsstoffe: Ätherisches Öl (2 – 6 % Früchte, 0,5 % Wurzel, Apiol, Myristicin); Terpene, fettes Öl (Früchte); Furanocumarine

Anwendung: In den antiken und mittelalterlichen Schriften ist die Petersilie nicht eindeutig zu identifizieren, da man sie häufig mit dem botanisch verwandten Sellerie in einen Topf wirft. Im Volksglauben wird Petersilie zwar mit Unglück und Tod in Zusammenhang gebracht, doch ein ganz anderer Spruch holt sie zurück ins pralle Leben: „Petersilie hilft dem Mann aufs Pferd, den Frauen unter die Erd'." Petersilie soll nämlich, ähnlich wie der Sellerie, ein Aphrodisiakum sein. Der zweite Teil des Spruches bezieht sich auf die angeblich abtreibende Wirkung des Krautes (siehe S. 101).

Während die Petersilie früher vor allem als Heilpflanze geschätzt wurde, kennt man sie heute fast ausschließlich als Würzkraut. Die frischen Blätter verfeinern alle Arten von Salaten, Kräuterquark und -butter und, nach dem Kochen zugegeben, auch Fisch-, Fleisch- und Gemüsegerichte. Sie wirken appetitanregend und beugen Völlegefühl vor. Zusammen mit Knoblauch oder Zwiebeln roh gekaute Petersilie mindert den unangenehmen Mundgeruch. Petersilie bietet aber weitaus mehr als nur Würzgeschmack, denn die Inhaltsstoffe können sich sehen lassen:

Vitamine in 100 g: B_1 0,14 mg – B_2 0,3 mg – B_6 0,6 mg – C 166 mg

Mineralien in 100 g: Kalium 1.000 mg – Kalzium 245 mg – Phosphor 128 mg – Eisen 6 mg – Magnesium 41 mg

Wurzelpetersilie wird als gedünstetes Gemüse oder in Form von Püree (auch zusammen mit gestampften Kartoffeln) zubereitet.

Tee aus Petersilienfrüchten (ein Teelöffel frisch zerquetschter Früchte mit einer Tasse kochendem Wasser übergießen; fünf bis zehn Minuten abgedeckt stehen lassen; abseihen) hat eine stark harntreibende (die Bestandteile des ätherischen Öls reizen das Nierenparenchym) und uteruserregende Wirkung. Da bei Überdosierung Vergiftungen auftreten könnten, sollte die Droge besser in Absprache mit dem Arzt eingesetzt werden. Äußerlich wird der Aufguß oder frischer Preßsaft in der Volksmedizin gegen Insektenstiche und Ungeziefer (Kopfläuse) empfohlen. Wurzeltee (Zubereitungsmengen wie oben) aus der zerkleinerten, getrockneten Wurzel ist wegen des geringeren Gehaltes an ätherischem Öl ein deutlich milderes, harntreibendes Mittel.

Eingelegter Kräuterkäse

Zutaten:

250 g Schafs- oder Ziegenkäse (geht auch mit festem Schmelzkäse); Olivenöl zum Überschichten; Kräutermischung: Dost, Bohnenkraut, Rosmarin, Thymian, Pfefferkörner

Südliche Gefühle werden wach, wenn man diesen Käse mit Fladenbrot oder Baguette als sommerlichen Imbiß auf der Terrasse genießt. Geben Sie den in Würfel geschnittenen Käse in ein Glas und gießen Sie Olivenöl zu, bis er bedeckt ist. Würzen Sie das Öl mit den Kräutern (einzeln oder in Kombination; ganz nach Ihrem Geschmack). Da das Öl den Geschmack der Kräuter annimmt, kann man es anschließend in der Küche weiterverwenden.

Mit Gewürzen in Öl eingelegter Kräuterkäse ist leicht herzustellen.

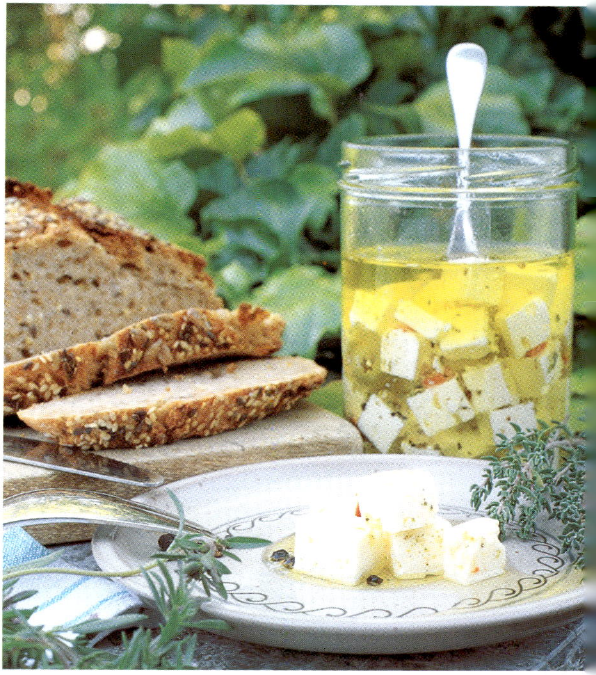

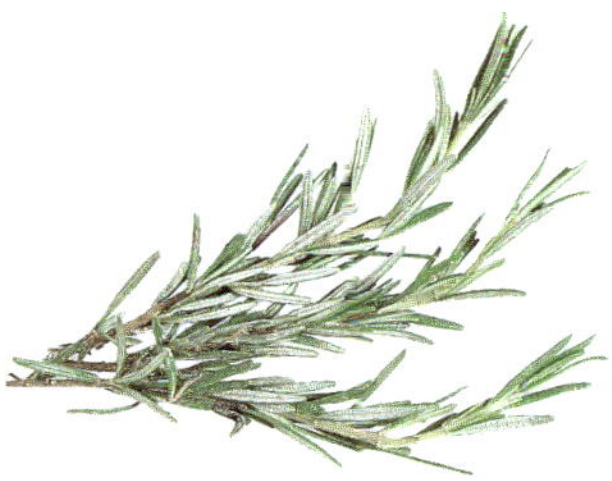

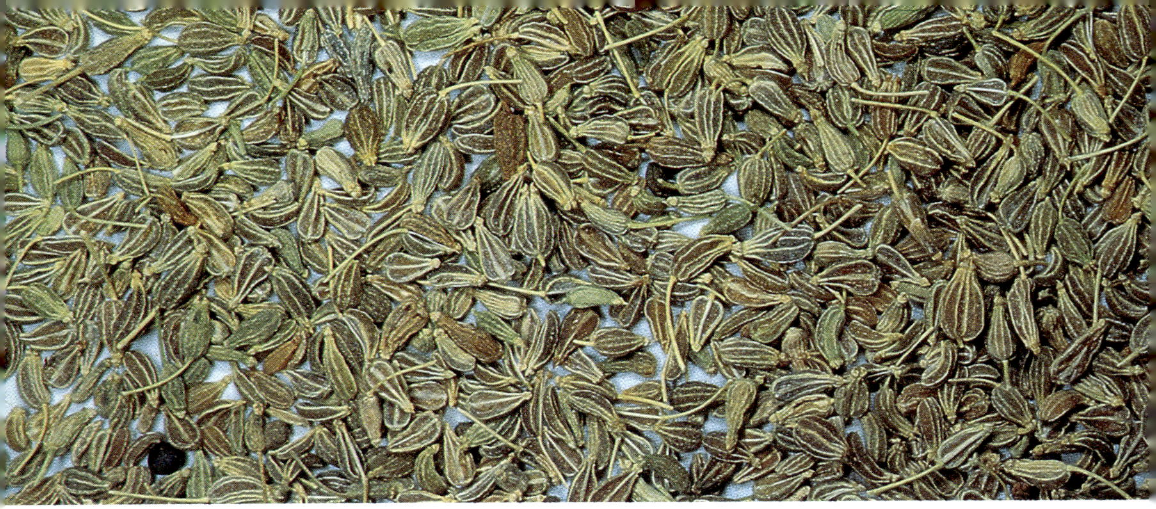

Anisfrüchte als Gewürz (Backwaren) oder als schleimlösender Tee

Anis

Pimpinella anisum

Allgemeines: 20 – 50 cm hoch; weiße Blüten in Dolden (VII – VIII); aromatischer Duft; sonniger, nährstoffreicher Standort, möglichst kalkhaltig

Verwendete Teile: Früchte (Ernte VIII – IX), nachtrocknen lassen

Inhaltsstoffe: Ätherisches Öl (1,5 – 5 %, Anethol als Hauptbestandteil); Cumarine; fettes Öl

Anwendung: Anis gelangte mit den Römern nach Mitteleuropa. Er soll das Atmen erleichtern, gegen Blähungen helfen und Schmerz stillen. Anis war nach Plinius auch Bestandteil des Theriaks, einem sagenhaften Mittel gegen Vergiftungen aller Art. Die Kräuterbücher, z. B. von Tabernaemontanus, übernehmen und erweitern diese Verwendungen. So soll Anis nicht nur ein Aphrodisiakum sein, sondern auch bei Leibschmerzen, Husten, Erkältungen, Magengeschwüren, Nierensteinen und Fieber eingenommen werden. Heute verwendet man Anis vorwiegend als Gewürz für Backwaren und für die Herstellung von Spirituosen (Ouzo, Pernot, Pastis, Anisette) oder als geschmackgebendes Gewürz für Bonbons. Anistee, der seinen charakteristischen Geschmack durch das antibakterielle, ätherische Öl der Früchte erhält, löst Schleim bei Husten und Erkältungskrankheiten. Er beruhigt den Magen und kann auch bei Blähungen getrunken werden, ist aber weniger wirksam als Fenchel. Übergießen Sie die leicht zerstoßenen Früchte mit einer Tasse kochendem Wasser und lassen Sie den Tee 10 bis 15 Minuten abgedeckt ziehen. Er wird bei Erkältungskrankheiten mit Honig gesüßt, bei Magen- und Darmbeschwerden empfiehlt sich der ungesüßte Genuß.

Rosmarin

Rosmarinus officinalis

Allgemeines: 50 – 150 cm hoch; immergrüner Strauch; blaßviolette Blüten (V – VII)

Verwendete Teile: Blätter (frisch oder getrocknet)

Inhaltsstoffe: Ätherisches Öl (1 – 2,5 % mit Cineol, Campher, α-Pinen, Monoterpene); Rosmarinsäure („Labiatengerbstoff“), Bitterstoffe; Flavonoide

Anwendung: In der Antike wird Rosmarin hin und wieder als Gewürz, Heilpflanze, vor allem aber im Zusammenhang mit dem Totenkult erwähnt. Bei den Griechen steht Rosmarin als Pflanze der Liebe und Hochzeiten in Verbindung mit Aphrodite. Die Benediktiner ließen sich offenbar von den harten Wintern nördlich der Alpen nicht abschrecken und zogen den Strauch in ihren Klostergärten. Wegen seines Duftes fand er dann Eingang in zahlreiche Volksbräuche, da man mit seinem aromatischen Duft – das galt nicht nur für den Rosmarin – Dämonen und Geister zu bannen glaubte. Die aphrodisische Wirkung taucht ebenso wieder auf wie die Verbindung von Rosmarin und Tod („Ich hab' die Nacht geträumet / wohl einen schweren Traum / es wuchs in meinem Garten / ein Rosmarienbaum“).

Zum Glück kann man den Rosmarinduft und -geschmack heute ohne „schwere Träume“ genießen, denn er ist als Gewürz wie als Heilpflanze gleichermaßen geeignet. Rosmarin ist z. B. ein Hauptbestandteil der Herbes de Provence und paßt zu allen Arten von Fleischgerichten. Auch Suppen und Soßen werden mit Rosmarin verfeinert (trockene Blätter zerkrümeln und zugeben oder einen ganzen Zweig mitkochen und später entfernen).

Rosmarintee (ein Teelöffel mit einer Tasse kochendem Wasser übergießen; 15 Minuten abgedeckt ziehen lassen; abseihen) beruhigt Magen und Darm bei Verdauungsstörungen, Blähungen und Völlegefühl, regt den Appetit an und fördert die Ausschüttung von Magensaft. Rosmarin darf nicht während der Schwangerschaft eingenommen werden. Für ein kreislaufanregendes Bad kocht man 50 g der Droge in 1 l Wasser kurz auf, läßt den Aufguß 30 Minuten stehen und gießt den Überstand ins Badewasser. Äußerliche Anwendung kennt auch die Volksmedizin bei schlecht heilenden Wunden und Ekzemen.

Im Garten braucht Rosmarin (unten) Winterschutz; sein Aroma verfeinert jedes Kräuteröl (ganz unten) – einfach einlegen.

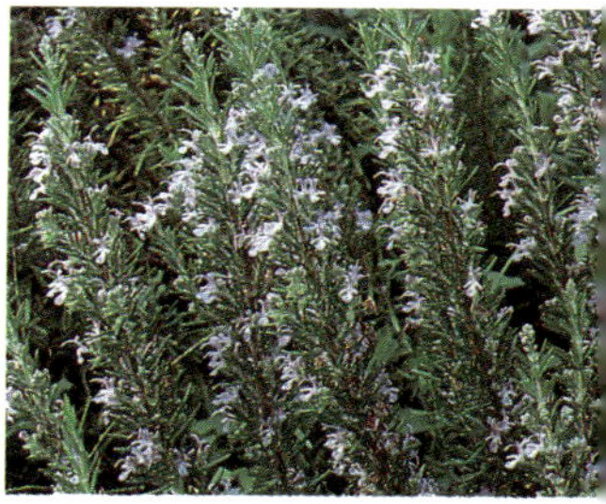

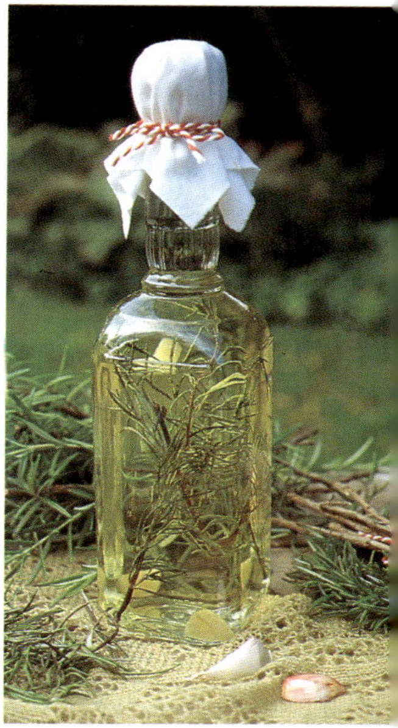

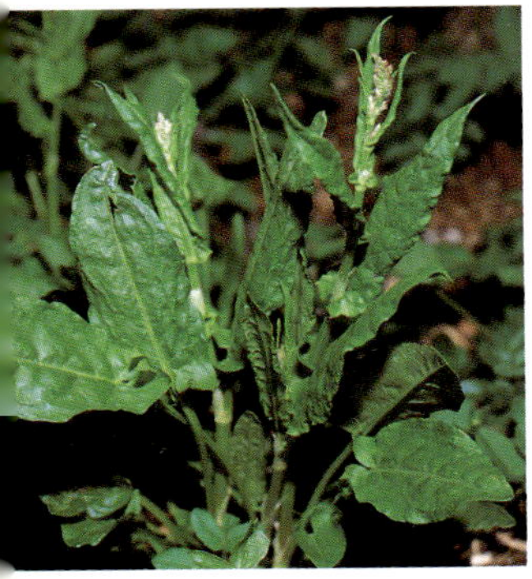

Sauerampfer

Rumex acetosa

Allgemeines: 30 – 100 cm hoch; winzige gelblich-grüne Blüten (V – VI); ausdauernd

Verwendete Teile: Junge Blätter

Inhaltsstoffe: Kleesalz; Oxalsäure; Vitamin C; Gerbstoffe

Anwendung: Eigentlich ist der Sauerampfer eine Wildpflanze, viele Gärtnereien bieten jedoch vorgezogene Gartensorten an. Medizinisch hat er nicht viel zu bieten, doch da man die zarten Blättchen schon früh im Jahr ernten kann, eignet er sich gut für Frühjahrskuren und als säuerlich-würziger Zusatz zu Salaten, Kräuterquark oder Joghurt (Salatsoße). Pfarrer Kneipp lobte den Sauerampfer als Krankenkost, da er „das Blut reinigt und verbessert“. Roher Sauerampfer sollte jedoch nur als Gewürzzutat in kleinen Mengen genossen werden. Der hohe Gehalt an Oxalsäure entzieht dem Körper sonst zu viel Kalzium. Durch Abkochen und Abgießen der Brühe wirkt man dem entgegen. Daher kann man ohne Angst eine pürierte Kartoffelsuppe mit abgebrühtem Sauerampfer und Crème fraîche genießen. Sauerampfertee (1 1/2 Teelöffel frische Blätter mit einer Tasse kochendem Wasser übergießen; zehn Minuten ziehen lassen; abseihen) gilt in der Volksmedizin als „Blutreinigungstee“.

Sauerampfer sollte roh nur in kleinen Mengen als Gewürz verwendet werden.

Früher galt Salbei als Allheilmittel.

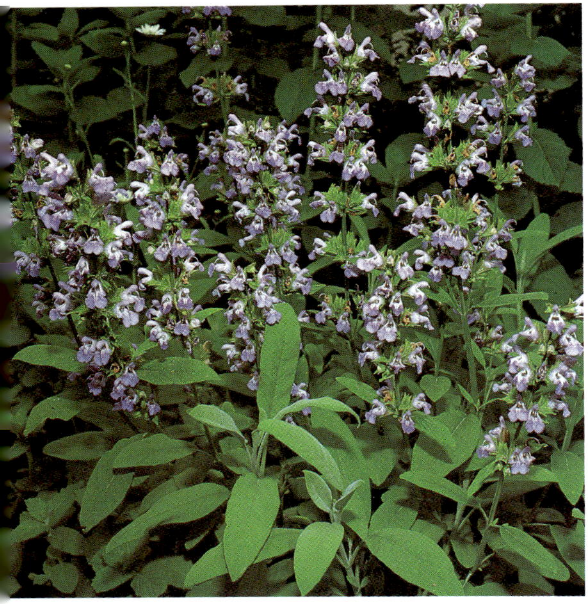

Echter Salbei

Salvia officinalis

Allgemeines: 30 – 70 cm hoch; hell- bis blauviolette Blüten in Scheinähren (V – VIII); leicht sandiger Boden auf sonnigem Standort

Verwendete Teile: Blätter, möglichst vor der Blüte

Inhaltsstoffe: Ätherisches Öl (1 – 2 % mit Thujon, Cineol und anderen Monoterpenen, Sesquiterpene); Gerbstoffe (3 – 7 %); Bitterstoffe; Flavonoide

Anwendung: Wie sehr der Salbei im Mittelalter geschätzt wurde, sagt Walahfrid Strabo: „Leuchtend blüht Salbei ganz vorn am Eingang des Gartens, süß von Geruch, voll wirkender Kräfte und heilsam zu trinken." Erwähnungen im „Capitulare de Villis", bei Hildegard von Bingen und anderen Autoritäten späterer Zeiten lassen ihn beinahe als Allheilmittel erscheinen, das gegen zahlreiche Krankheiten empfohlen wird. Wer Salbeiblätter aß – oft, nachdem ein Spruch darauf geschrieben wurde –, war geschützt vor den Anwandlungen von Hexen und Dämonen. Möglicherweise liefert dieser alte Glaube auch den Hintergrund dafür, daß seine Blätter manchmal auf Glocken abgebildet werden. Sogar in der Liebe soll der Salbei Wunder tun: Mit den Blättern ließen sich Liebeszauber durchführen, und die Römer schworen auf Salbei als Mittel gegen Kinderlosigkeit: Das Paar blieb vier Tage lang getrennt, trank reichlich Salbeitee und durfte es dann aufs Neue versuchen.

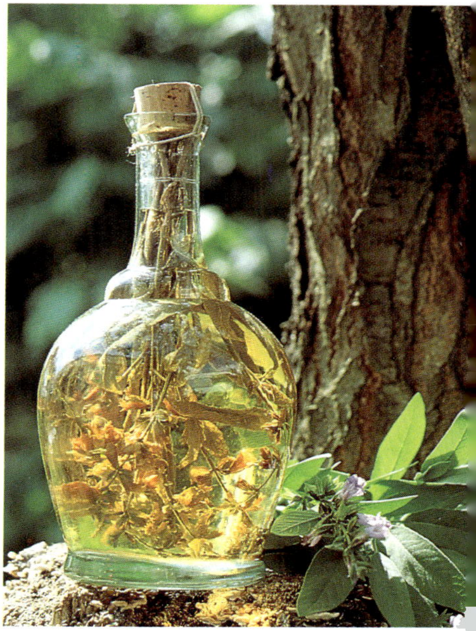

Salbeiwein (einige Stengel in trockenem Weißwein) wirkt stärkend.

Medizinisch ist der Salbei als Gurgelwasser (zwei Teelöffel getrocknete Blätter mit einer Tasse kochendem Wasser übergießen; zehn Minuten abgedeckt ziehen lassen; abseihen) bei Schleimhautentzündungen im Mund-Rachenraum von Bedeutung; eine Anwendung, die auch in der Volksmedizin seit langem bekannt ist. In vielen modernen Zahncremes ist deswegen das antibakterielle Salbeiöl enthalten. Läßt man diesen Aufguß erkalten und trinkt ihn vor dem Schlafengehen, hilft er gegen übermäßigen Nachtschweiß. Bei Beschwerden im Magen-Darm-Bereich (Blähungen, Verdauungsstörungen, Entzündungen der Darmschleimhaut) trinkt man Salbeitee (ein Teelöffel, fünf Minuten abgedeckt ziehen lassen). Salbeiaufgüsse sind wegen des toxischen Thujons übrigens nicht ganz ungefährlich. Vermeiden Sie daher unbedingt Überdosierungen und längeren Gebrauch der Droge. Bei Schwangerschaft darf Salbei nicht eingenommen werden.

In der Küche paßt Salbei zu gekochten und gebratenen Speisen. Er würzt getrocknet (stärkerer Geschmack) oder frisch Hackfleisch, Hammel und Lamm. Geben Sie Salbei zu Geflügelfüllungen, marinieren Sie Fleisch in Salbeiöl oder reiben Sie Grillfleisch mit frisch zerdrücktem Salbei ein. Auch das Aroma von Eintöpfen läßt sich mit dem Gewürz verfeinern.

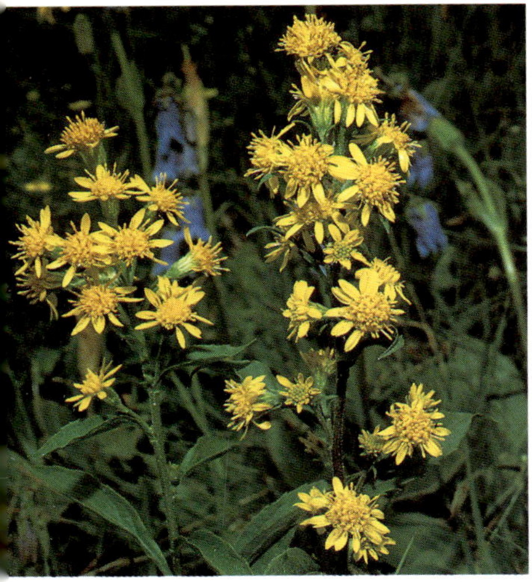

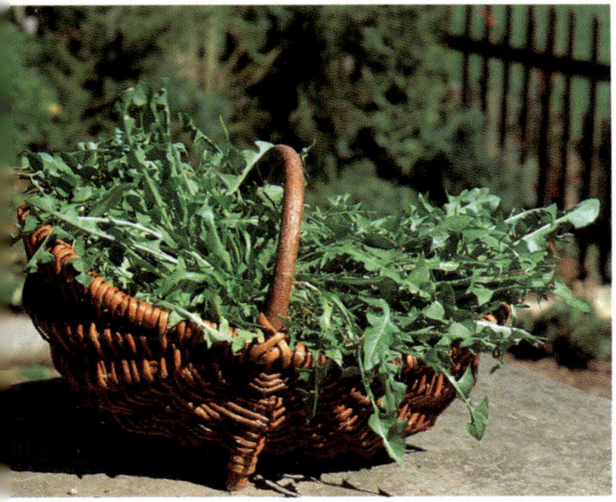

Echte Goldrute

Solidago virgaurea

Allgemeines: Bis 1 m hoch; gelbe Blütenköpfchen (VII – X); sonniger Standort auf möglichst mageren Böden

Verwendete Teile: Blüten und Kraut

Inhaltsstoffe: Flavonoide (1,4 %; Quercetin, Rutin, Kämpferol u. a.); Saponine; ätherisches Öl; Gerbstoffe

Anwendung: Der Tee (ein gehäufter Teelöffel mit einer Tasse kochendem Wasser übergießen, nach fünf bis zehn Minuten abseihen) wirkt entzündungshemmend und wassertreibend und ist daher bei Blasen- und Nierenbeschwerden bzw. Nierensteinen oder -grieß zu empfehlen (zur Sicherheit sollten Sie allerdings bei Blasen- und Nierenproblemen grundsätzlich einen Arzt konsultieren, denn die Gefahr einer verfehlten Selbstmedikation ist in diesen Fällen zu groß). Nach neuen Befunden soll der Tee auch gegen pathogene Pilze helfen und die Immunabwehr stimulieren (möglicherweise kommt es durch die schleimhautreizende Wirkung der Saponine zu einer leichten Entzündung der Schleimhautzellen im Magen-Darm-Bereich, wodurch die körpereigene Abwehr auch gegen andere Entzündungsherde mobilisiert wird). Wie viele andere saponinhaltige Drogen gilt auch die Goldrute in der Volksmedizin als sogenanntes „Blutreinigungsmittel" und soll bei Rheuma, Arthritis, Ekzemen und Hautkrankheiten helfen.

Tee aus Goldrute (ganz oben) wird bei Nieren- und Blasenproblemen getrunken. Junge Löwenzahnblätter (oben) schmecken als Salat.

Löwenzahn

Taraxacum officinale

Allgemeines: Flache Blattrosette; gelbe Blütenköpfchen auf kahlem Stengel (IV – IX); siedelt sich praktisch überall im Garten von selbst an

Verwendete Teile: Blätter vor der Blüte, Wurzel (ausstechen und trocknen)

Inhaltsstoffe: Bitterstoffe; Triterpene; Sterole; Carotine; Kohlenhydrate; Mineralien

Anwendung: Den Löwenzahn als nützliche Pflanze zu akzeptieren, fällt

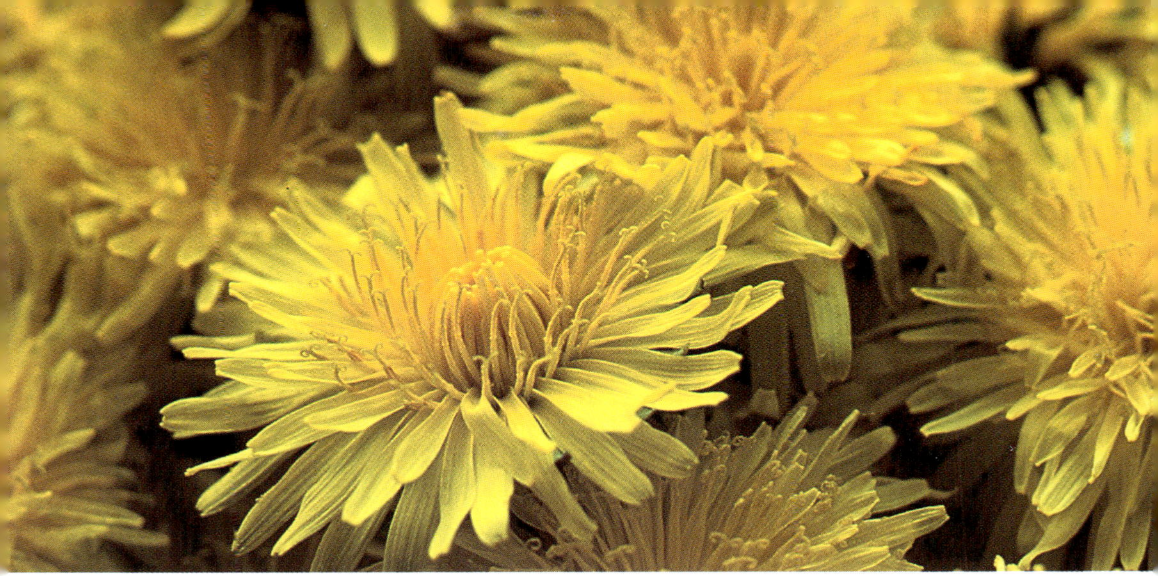

sicher jedem Gärtner schwer. Wenn Sie aber dieses „Un"kraut ohnehin entfernen, warum dann nicht das Beste daraus machen und ihn als Heilpflanze oder für die Küche nutzen? In den Kräuterbüchern der Alten wird der Löwenzahn – wohl wegen der gelben Blüten – als Mittel gegen die Gelbsucht empfohlen. Lange Zeit galt ein Destillat aus Kraut und Wurzel sogar als Schönheitsmittel, mit dem man Tränensäcke und Sommersprossen zum Verschwinden bringen wollte. Noch heute wird der frische Milchsaft (leicht giftig) von manchen als Warzenmittel empfohlen.

Löwenzahntee aus den getrockneten Blättern oder der Wurzel (ein Teelöffel in einer Tasse kaltem Wasser ansetzen; kurz aufkochen; zehn Minuten ziehen lassen; abseihen) fördert die Gallensekretion und Harnausscheidung. Er hilft bei Verdauungsbeschwerden, insbesondere nach fettreichem Essen (Galle) und soll in der Volksmedizin darüber hinaus gegen Müdigkeit, Kopfschmerz, bei Gallensteinen und Leberproblemen helfen.

Frische, junge Löwenzahnblätter enthalten Mineralien und Vitamine:
76 mg Natrium; 99 mg Chlorid; 435 mg Kalium; 173 mg Kalzium; 36 mg Magnesium; 0,3 mg Mangan; 3,1 mg Eisen; 0,15 mg Kupfer; 70 mg Phosphor, 1300 µg Vitamin A; 0,2 mg Vitamin B_1; 0,17 mg Vitamin B_2; 33 mg Vitamin C

Die jungen Blätter schmecken als aromatischer Zusatz zu Rohkostsalaten. Das „Tüpfelchen auf dem i" liefern in Essig eingelegte, feste Blütenknospen, die ähnlich wie Kapern schmecken.

Gezupfte Löwenzahnblüten sorgen für Farbtupfer im Rohkostsalat.

Tip

Mildern Sie die leichte Bitterkeit der Löwenzahnblätter, indem Sie sie für 30 Minuten in Salzwasser einlegen.

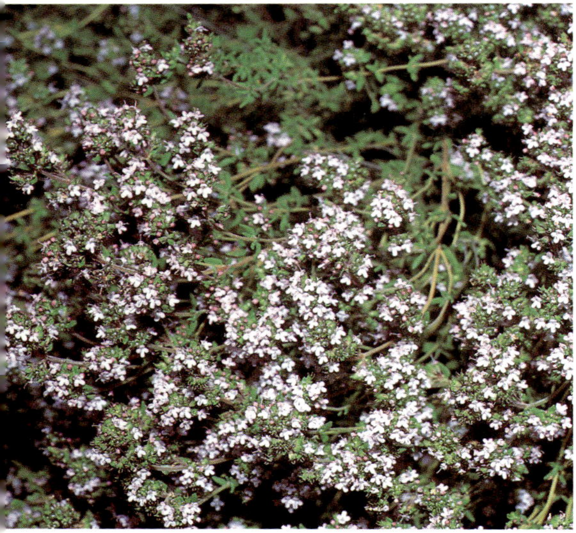

Thymian-„Hecken“ sind wunderschöne Begrenzungen für Kräuterbeete.

Echter Thymian

Thymus vulgaris

Allgemeines: 20–50 cm hoch; rosa überlaufene, weiße Blüten (V–X); leichter, trockener Boden an sonnigem Standort; ausdauernd

Verwendete Teile: Blätter und Blüten (frisch oder getrocknet)

Inhaltsstoffe: Ätherisches Öl (1–2,5 % mit Thymol, Carvacrol, Monoterpenen und anderen); Gerbstoffe; Flavonoide

Anwendung: Schon die Ägypter nutzten den Thymian als Parfüm und zum Einbalsamieren der Mumien. Bei den Griechen war Thymian Küchengewürz (noch heute: eingelegter Ziegenkäse) und Räuchermittel für Fleisch. Nachdem sie mit den Benediktinern über die Alpen gekommen war, avancierte die zierliche Pflanze zum Symbol der Ritterlichkeit. Edle Damen steckten ihren Rittern ein Thymiansträußchen an, wenn sie in die Schlacht oder ins Turnier zogen. Die Zeit der Ritter ist zwar vorbei, aber vielleicht möchten Sie mit einem Thymian-Kräuterkissen den Duft von Kraft, Mut und Tapferkeit in Ihre Wohnung holen?

Thymiantee (ein gehäufter Teelöffel mit einer Tasse kochendem Wasser übergießen; zehn Minuten abgedeckt ziehen lassen; abseihen) wirkt dank seines ätherischen Öls schleimlösend, auswurffördernd und krampflindernd bei akuter und chronischer Bronchitis, Katarrhen, Husten und Keuchhusten. Das ätherische Öl wird teilweise über die Lungen wieder ausgeschieden, so daß seine antiseptischen und antibakteriellen Effekte voll zum Tragen kommen. Als Gurgelwasser hilft der Tee gegen Mundgeruch. Volksmedizinisch wird er bei Magen- und Darmstörungen, auch bei Durchfall verordnet, soll aber auch gegen Schlaflosigkeit und Depressionen helfen. Thymian eignet sich sogar als Zusatz zu einem Bad, das den Kreislauf anregt und Ermüdungserscheinungen löst.

Tip

Thymian im Topf benötigt einen hohen Sandanteil in der Blumenerde.

In der Küche ist Thymian fast ein Allerweltsgewürz – im positiven Sinn gemeint –, das sich in vielen Variationen erproben läßt. Frische, zerhackte Blätter gehören zu Kräuterquark und -butter, getrocknet oder frisch zu allen Arten von Hackfleisch, Rinder- und Wildbraten und zu Marinaden und Soßen. Legen Sie einen Zweig Thymian in gegrilltes oder gebratenes Geflügel oder würzen Sie Füllungen mit diesem aromatischen Kraut.

Frühjahrskur

Eine Frühjahrskur markiert den „magischen" Übergang von den kalten Wintertagen zu den wärmeren Jahreszeiten. So wie man in den alten Volksbräuchen früher den Winter austrieb, kann dies der Gärtner nun mit dem Genuß der ersten frischen Kräuter aus seinem Garten tun. Wie Sie dabei vorgehen und welche Kräuter Sie verwenden, hängt ganz von Ihren persönlichen Vorlieben und dem Angebot Ihres Gartens ab. Nun schlägt auch die Stunde der „Un"kräuter, die man im Garten sammelt. Das erste frische Grün auf dem Teller sollte auf jeden Fall alle Sinne ansprechen und Körper und Geist auf den Frühling vorbereiten. Essen Sie beispielsweise ein Vollkornbrot mit Quark und streuen Sie die Kräuter darüber; oder bereiten Sie einen Salat aus Endivien, Rapunzel, Selleriestreifen oder Kopfsalat mit einer einfachen Marinade aus Essig und Öl zu und geben Sie reichlich frische Kräuter zu. Folgende Kräuter eignen sich für diese Kur: Blätter von Birken, Brennessel (nur die ganz zarten, jungen), Gänseblümchen (auch die Blüten), Klee, Knoblauchsrauke, Löwenzahn, Sauerampfer, Schafgarbe, Spitzwegerich, Taubnessel, Vogelmiere. Fast noch wichtiger als solch eine kulinarische Frühjahrskur ist es, seinen Körper nach der meist „faulen" Winterzeit wieder zu aktivieren. Treiben Sie Sport, machen Sie Spaziergänge oder arbeiten Sie im Garten – ganz nach Vorliebe.

Vollkornbrote mit Quark und Schnittlauch – lecker und gesund

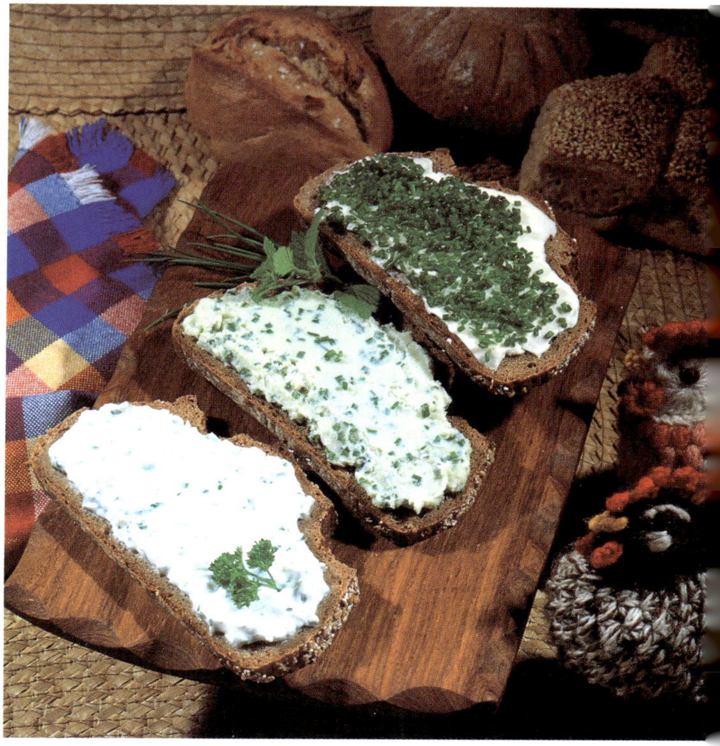

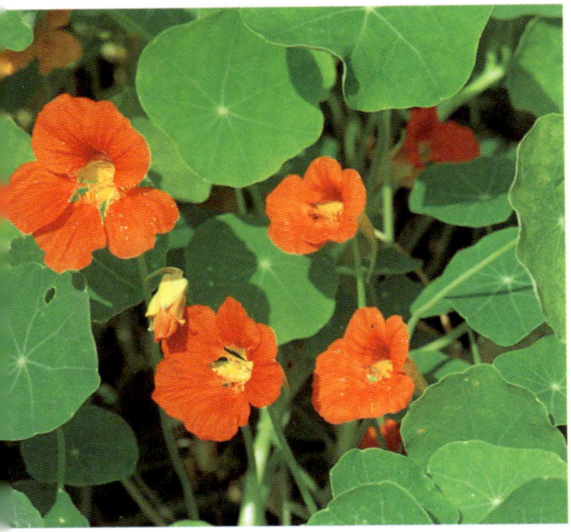

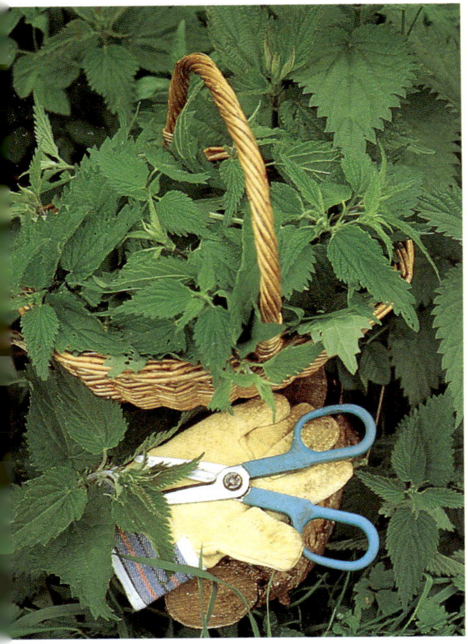

Kapuzinerkresse

Tropaeolum majus

Allgemeines: 40 – 50 cm hoch, meterweit kriechend; große, gelbe bis rote Blüten (VI – IX); nährstoffreicher Standort; auch in Balkonkästen

Verwendete Teile: Frische Blätter und Blüten

Inhaltsstoffe: Senfölglycosid, Vitamin C

Anwendung: Streng genommen ist die Kapuzinerkresse eine Zierpflanze, die aus Südamerika zu uns kam. Die frischen, fein gewiegten Blätter schmecken jedoch so ungewöhnlich – eine Mischung aus Süße und pfeffriger Schärfe –, daß sie gut zu Salaten, Soßen und Kräuterquark passen. Immerhin zeigen die Inhaltsstoffe eine breite antibiotische Wirkung und stimulieren die Abwehrreaktionen des Körpers. Die Blüten verleihen – ganz oder zerschnitten – Salaten einen appetitanregenden Farbtupfer.

Brennessel

Urtica dioica

Allgemeines: 30 – 200 cm; Blätter und Stengel mit Brennhaaren; stellt sich auf nährstoffreichen Standorten gewöhnlich von selbst ein; zweihäusig (= männliche und weibliche Blüten auf verschiedenen Pflanzen)

Verwendete Teile: Blätter, (Früchte, Wurzel)

Inhaltsstoffe: Flavonoide; Chlorophyll; Pflanzensäuren; Vitamine (B, C, K); Triterpene; Sterole

Anwendung: Frische, junge Blätter werden wie Spinat als vitaminreiches Gemüse zubereitet (Kochwasser abgießen), während die getrockneten Blätter als Tee aufgesetzt werden (zwei Teelöffel mit einer Tasse kaltem Wasser aufsetzen; aufkochen und nach 10 Minuten abseihen). Brennesseltee hat harntreibende Wirkung und beugt der Bildung von Nierengrieß vor. In der Volksmedizin gilt er als blutbildendes Mittel, bei Arthritis, Rheuma und zur Stimulation der Bauchspeicheldrüse. Bei Ödemen, die auf eingeschränkter Tätigkeit von Herz und Nieren beruhen, darf kein Brennessel-

Blüten und Blätter der Kapuzinerkresse (ganz oben). Frische Brennnesseln (oben).

Blüten zum Salat

Pflanze	Farbe	Saison
Ackerstiefmütterchen *(Viola tricolor)*	blauviolett	V – X
Boretsch *(Borago officinalis)*	blau	VI – VIII
Dost *(Origanum vulgare)*	rotviolett	VII – IX
Gänseblümchen *(Bellis perennis)*	weiß	I – XII
Holunder *(Sambucus nigra)*	gelblich-weiß	V – VI
Kapuzinerkresse *(Tropaeolum majus)*	gelb bis rot	VI – IX
Lavendel *(Lavandula angustifolia)*	blauviolett	VII – VIII
Löwenzahn *(Taraxacum officinale)*	gelb	IV – IX
Natternkopf *(Echium vulgare)*	blau	VI – VIII
Primeln *(Primula)*	unterschiedlich	III – VI
Ringelblume *(Calendula officinalis)*	gelb bis orange	VI – IX
Rosen *(Rosa)*	unterschiedlich	VI – IX
Rotklee *(Trifolium pratense)*	rot	VI – IX
Salbei *(Salvia officinalis)*	blauviolett	V – VIII
Veilchen *(Viola)*	blau	III – V
Wegwarte *(Cichorium intybus)*	hellblau	VII – IX

tee getrunken werden. Ärzte warnen vor der Anwendung als antidiabetischer Tee. Früher waren auch Peitschungen mit Brennnesseln als Mittel gegen Rheuma und Arthritis sowie Packungen zur Förderung des Haarwuchses üblich. Die getrocknete Wurzel wird ähnlich eingesetzt, wegen des höheren Gehaltes an zusammenziehenden Gerbstoffen auch als Gurgelmittel im Mund-Rachenraum. Wie neuere Untersuchungen ergaben, erleichtert die Droge aus der Wurzel das Harnlassen bei beginnenden Prostataerkrankungen. Wenig gebräuchlich sind heute die Früchte der Brennessel (Inhaltsstoffe: Proteine, Schleime, fettes Öl), die in der Volksmedizin äußerlich bei Hautleiden und Rheuma, innerlich bei Durchfall und Galleproblemen empfohlen wurden.

Das Auge ißt mit – bunte Blüten für Schnittchen und Salate.

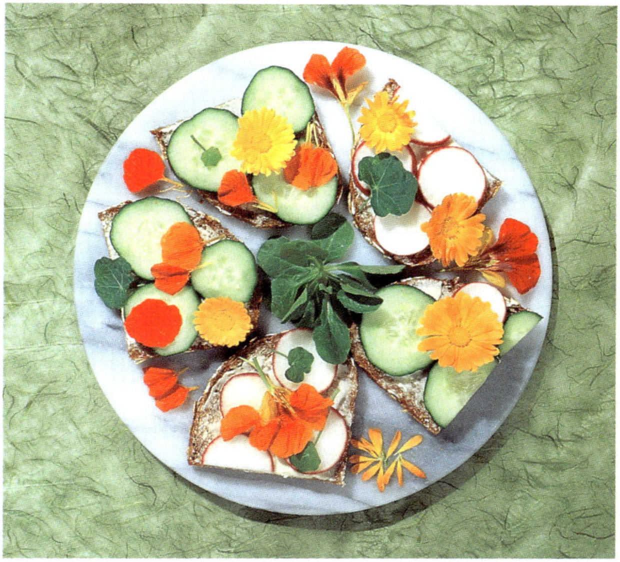

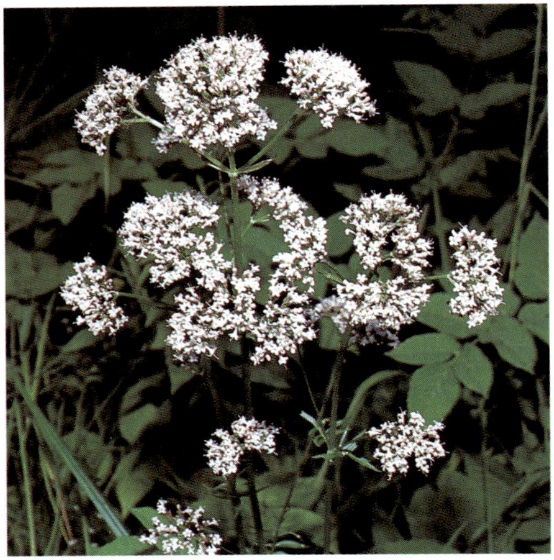

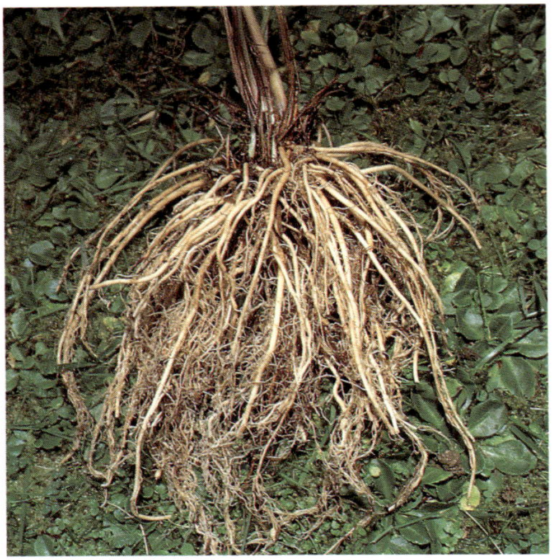

Die Blüten des Baldrians (oben links) zieren den Kräutergarten; seine medizinische Potenz sitzt jedoch unter der Erde, in den Wurzeln (oben rechts).

Baldrian

Valeriana officinalis

Allgemeines: 30 – 150 cm hoch; weiße bis zartrosa Blüten (V – VIII); am natürlichen Standort in feuchten Wiesen, verträgt im Garten aber auch trockene Böden; gut als Zwischenpflanze in Gemüsebeeten

Verwendete Teile: Wurzel (Ernte IX – X)

Inhaltsstoffe: Ätherisches Öl mit Bornylacetat und Sesquiterpenen (β-Caryophyllen, Valeranon u. a.); Alkaloide (0,01 – 0,05 %); Valepotriate (0,5 – 2 %)

Anwendung: In der medizinischen Literatur taucht der Baldrian wahrscheinlich erstmals bei Dioskurides auf. Hildegard von Bingen nennt ihn als Mittel gegen Seitenstechen und Gicht. In den Kräuterbüchern der beginnenden Neuzeit wurde Baldrian als harntreibend, als Gegenmittel bei Vergiftungen, bei Eingeweidewürmern, schlecht heilenden Wunden und allerlei anderen Krankheiten empfohlen. Merkwürdigerweise scheint aber keiner der alten Autoren den Baldrian als nervenberuhigendes, schlafförderndes Heilmittel zu kennen. In den Bereich der Zauberei und des Aberglaubens gehört Baldrian als Hexenkraut. Wer Baldrian an sein Vieh verfütterte, schützte es vor Verhexung. Auch Menschen, die Baldrian bei sich führten, waren sicher vor Hexenzauber. Im Zimmer aufgehängter Baldrian sollte sich bewegen, sobald eine Hexe durch die Tür trat. Daß Baldrian noch gegen die damals unbesiegbare Pest schützen sollte, gehört gleichfalls in den Bereich des Pflanzenzaubers. Die faszinierende Wirkung, die Baldrian auf Katzen ausübt, beruht auf seinem Duft, der an den Urin anderer Katzen erinnert.

Heute ist der Tee aus getrockneter, zerkleinerter Baldrianwurzel (ein bis zwei Teelöffel mit einer Tasse heißem Wasser übergießen; 10 bis 15 Minuten abgedeckt ziehen lassen; abseihen) ein auch von der Medizin anerkanntes Mittel gegen innere Unruhe und Einschlafstörungen. Baldrian ist kein Schlafmittel, er wirkt mild über eine beruhigende Entspannung der Muskeln. Dank dieses Effektes kann Baldriantee auch bei nervösen Beschwerden des Magen- und Darmtraktes getrunken werden. Kommerzielle Baldrianpräparate enthalten die beruhigenden Valepotriate, die im Tee allerdings zu den gleichfalls wirksamen Baldrianalen abgebaut werden.

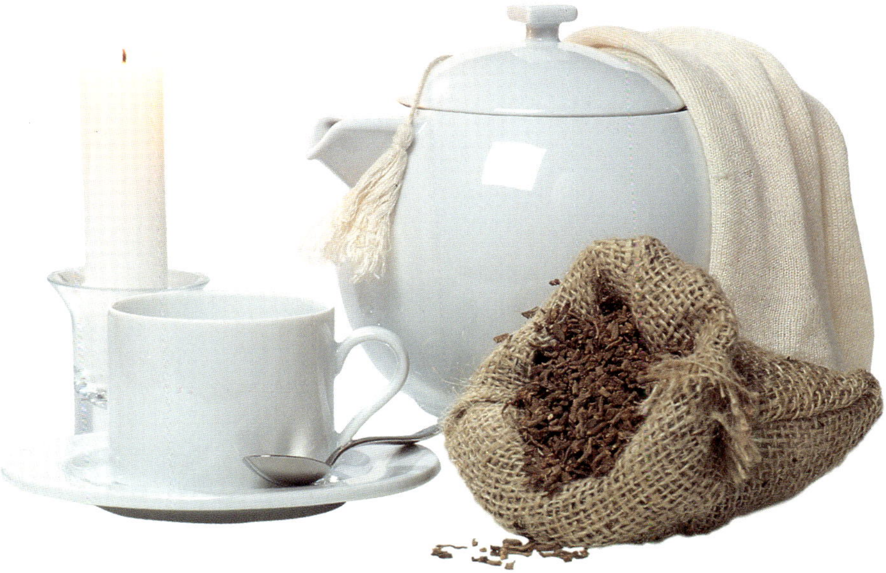

Gute Nacht! – mit beruhigendem Baldriantee

Welche Heilpflanze bei welcher Krankheit?

In dieser Liste finden Sie für jede Krankheit die richtige Heilpflanze. Schlagen Sie bitte die genauen Anwendungen, verwendete Pflanzenteile und Rezepte unter den Pflanzenporträts nach. Abkürzungen: äuß. = äußerlich anzuwenden; fr. = frisch verwenden (z. B. als Gemüse oder Gewürz); tr. = getrocknet verwenden; Vmed. = nur als volksmedizinische Anwendung empfohlen
Bei folgenden Symptomen können die aufgeführten Pflanzen angewendet werden:

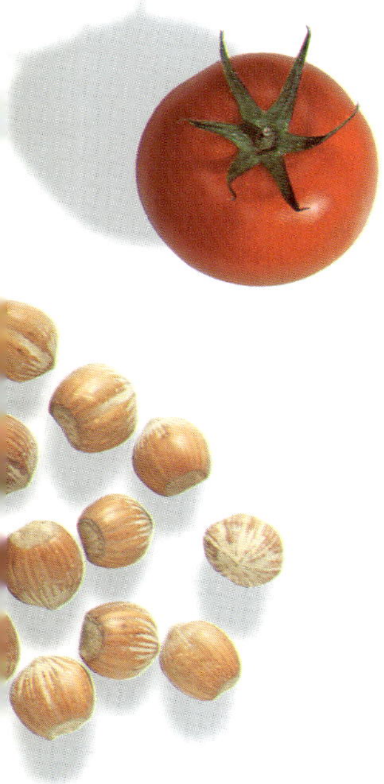

Haut, Gelenke, Muskeln

Wunden, Ekzeme
Kamille (äuß.), Seite 87
Knoblauch (äuß., Vmed.), Seite 37
Ringelblume (äuß.), Seite 84
Rosmarin (äuß.,Vmed.), Seite 103

Quetschungen, Prellungen, Blutergüsse
Ringelblume (äuß.), Seite 84
Zwiebel (äuß., Vmed.), Seite 36

Rheuma
Brennessel (äuß., Vmed.), Seite 110
Engelswurz (äuß., Vmed.), Seite 79
Goldrute (Tee, Vmed.), Seite 106
Grüne Bohnen (Tee, Vmed.), Seite 33
Kartoffel (äuß., Vmed.), Seite 46
Majoran (äuß.), Seite 93
Melisse (äuß.), Seite 94
Schwarze Johannisbeere (Tee, Vmed.), Seite 53
Zwiebel (äuß., Vmed.), Seite 36

Arthritis, Gicht
Brennessel (Tee, Vmed.), Seite 110
Goldrute (Tee, Vmed.), Seite 106
Heidelbeere (Tee, Vmed.), Seite 56

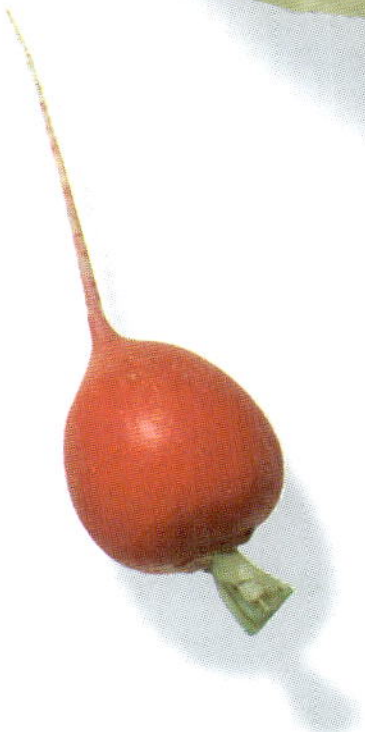

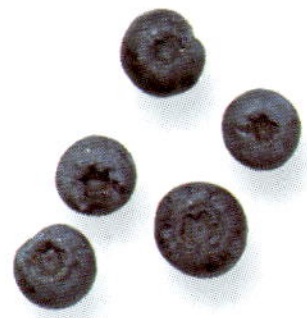

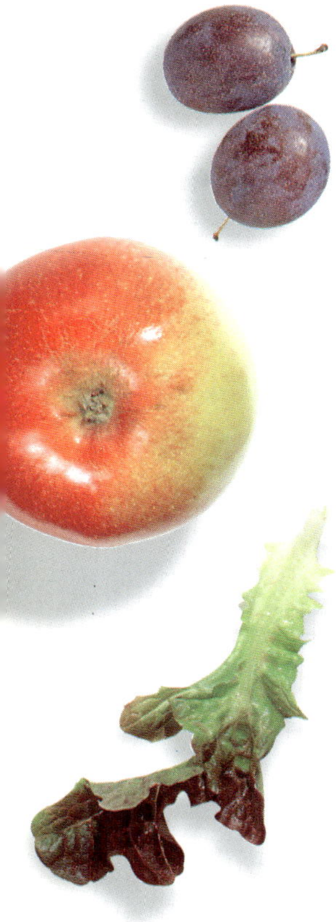

Verstopfung
Grüne Bohnen (Tee, Vmed.), Seite 33
Hagebutten (Tee, Vmed.), Seite 58
Heidelbeeren (fr., Tee), Seite 56
Pflaumen (tr.), Seite 66
Rhabarber (fr.), Seite 44
Schlehen (Tee), Seite 58
Trauben (fr.) , Seite 55

Blase, Niere

Harntreibend
Boretsch (Tee), Seite 81
Brennessel (Tee), Seite 110
Grüne Bohnen (Tee, Vmed.), Seite 33
Hagebutte (Tee, Vmed.), Seite 58
Lavendel (Tee, Vmed.), Seite 90
Liebstöckel (Tee), Seite 92
Löwenzahn (Tee), Seite 107
Mangold (fr.), Seite 32
Melisse (Tee, Vmed.), Seite 94
Petersilie (Tee), Seite 100
Schlehen (Tee), Seite 58
Schwarze Johannisbeere (Tee), Seite 53
Staudensellerie (fr.), Seite 32
Trauben (fr.), Seite 55

Blasen- und Nierenbeschwerden
Brennessel (Tee), Seite 110
Goldrute (Tee), Seite 106
Grüne Bohnen (Tee, Vmed.), Seite 33

Nerven und Kopfschmerz

Nervöse Störungen
Engelswurz (Tee, Vmed.), Seite 79
Lavendel (Tee), Seite 90
Melisse (Tee, Vmed.), Seite 94

Kopfschmerz, Migräne
Kartoffel (äuß., Vmed.), Seite 46
Löwenzahn (Tee, Vmed.), Seite 107
Melisse (Tee), Seite 94

Schlafstörungen
Baldrian (Tee), Seite 112
Lavendel (Tee), Seite 90
Melisse (Tee), Seite 94
Thymian (Tee, Vmed.), Seite 108

Sonstiges

Blutreinigung
Brennessel (Tee, Vmed.), Seite 110
Goldrute (Tee, Vmed.), Seite 106
Sauerampfer (Tee, Vmed.), Seite 104
Stachelbeere (fr.), Seite 54

Schweißtreibend
Boretsch (Tee), Seite 81
Holunder (Tee), Seite 56
Schwarze Johannisbeere (Tee), Seite 53

Cholesterinsenkend
Äpfel (fr.), Seite 62
Knoblauch (fr.), Seite 37

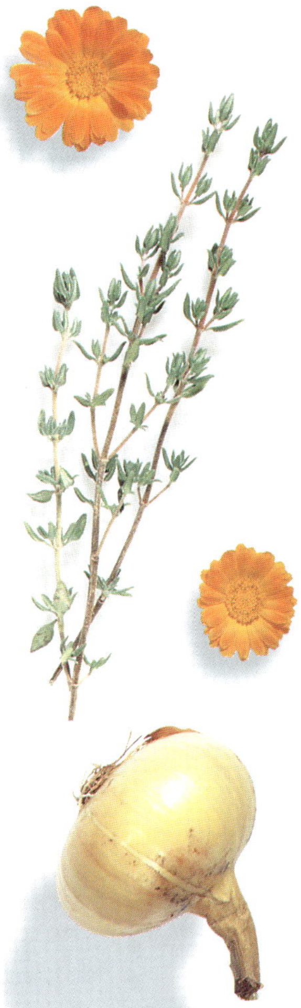

Vitamine, Mineralien und Spurenelemente in Gemüse **Die Daten stellen Durchschnittswerte dar, die je nach Sorte und Standort abweichen können.**	A	B_1	B_2	B_6	Niacin	Panto-thensäure	C	E	K
Tagesbedarf	1 mg	1,1 – 1,4 mg	1,5 – 1,7 mg	1,6 – 1,8 mg	15 - 18 mg	6 mg	75 mg	12 mg	1 mg
Gemüse	[µg]	[mg]	[mg]	[mg]	[mg]	[mg]	[mg]		
Bohnenkeime	4	0,2	0,12				7		
Chinakohl	71	0,03	0,04	0,12			26		
Dicke Bohnen	•	0,6	0,22	0,28	2,1	0,98	2	•	
Erbsen (grün, gekocht)	53	0,23	0,16	0,18	2,5	0,82	17	•	•
Erbsen (getrocknet)	13	0,76	0,27	0,12	3	2,1	1		
Feldsalat	650	0,07	0,08	0,25	0,38		36		
Grüne Bohnen (gekocht)	53	0,07	0,09	0,14	0,5	0,2	12	•	•
Grünkohl	861	0,1	0,2	0,25	2	1,4	105	•	
Gurke	65	0,02	0,03	0,04	0,2	0,3	8		
Kartoffeln, Pellkartoffeln	2	0,1	0,05	0,2	1,2	0,3	14	•	•
Knoblauch	•	0,2	0,08		0,6		14		
Kopfsalat	240	0,06	0,08	0,06	0,3	0,1	13	•	
Kürbis	127	0,05	0,07	0,1	0,6		12		
Mangold	588	0,09	0,16		0,4	0,17	39	•	
Möhre	1600	0,07	0,05	0,3	0,6	0,27	7	•	
Pastinak	4	0,08	0,13	0,1			18		
Porree	167	0,09	0,07	0,26	0,5		26	•	
Portulak	177	0,03	0,1	0,15			22		
Rettich	1,6	0,03	0,03	0,06			29		
Rhabarber, gekocht	10	0,01	0,02	0,03	0,1	0,08	6	•	
Rote Bete	2	0,03	0,04	0,05	0,4	0,12	10		
Rotkohl	2,5	0,07	0,05	0,15	0,4	0,32	50	•	
Spinat	781	0,07	0,16	0,2	0,6	0,3	29	•	•
Staudensellerie	483	0,05	0,08	0,09	0,7		7	•	
Tomate	84	0,06	0,04	0,1	0,6	0,31	25	•	
Weißkohl	12	0,05	0,05	0,1	0,32	0,26	47	•	
Wirsing	6,5	0,05	0,07	0,2	0,33		50		
Zwiebel	1,2	0,03	0,03	0,13	0,2	0,17	10	•	

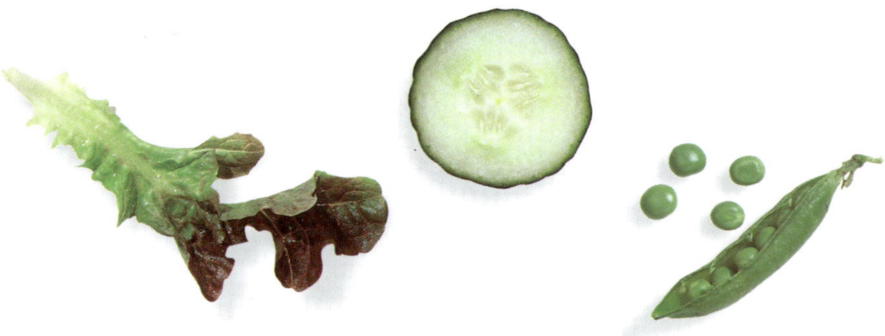

• = Spuren; Leerstelle = keine Daten

Folsäure	Biotin	Natrium	Chlorid	Kalium	Kalzium	Magnesium	Mangan	Eisen	Kupfer	Phosphor
300 µg	0,25 mg	5–7g Kochsalz		3–4 g	800 mg	300–350 mg	2–5 mg	12–18 mg	1,5–2 mg	800 mg
[µg]	[µg]	[mg]	[mg]	[mg]	[mg]	[mg]	[mg]	[mg]	[mg]	[mg]
		153		307	30	50		1		60
		19		144	40	11		0,6		30
		2	25	1300	106	132	2	6,1		429
•	•	2	33	192	22	30	0,41	1,3–2	0,23	91
•	•	42	60	880	73	116	2	6	0,8	303
		4	17	420	32	13		2		49
•		1,7	33	151	50	26	0,45	0,6	0,07	37
•	•	44	122	490	212	34	0,5	1,9	0,09	87
•	•	5–8	30	141	15	8	0,15	0,5	0,06	23
•	•	3	35	443	10	27	0,17	0,8	0,16	50
		32		515	38	36		1,4		134
•	•	8	52	172	20	9	0,8	0,3	0,07	22
		1	37	383	22	8	0,04	0,8	0,8	44
•		90–150		376	103	65	0,3	2,7	0,11	39
•	•	50– 60	40	290	41	17	0,19	2,1	0,08	36
		8		469	51	22		0,6		73
		5	40	235	87	18	0,07	1	0,3	46
		2		390	95	151		3,6		35
		18	260	322	32	15	0,05			30
•		1	53	182	48	10	0,15	0,4	0,05	18
•		62	61	335	29	25	0,94	0,9	0,19	45
	•	4	100	267	35	18	0,1	0,5	0,06	32
•	•	65	65	324	126	46	0,82	2,2	0,2	41
		132	50	344	80	12	0,16	0,05	0,15	48
•	•	3	51	242	9	14	0,19	0,6	0,1	18
•		13	37	208	49	20	0,1	0,5	0,06	29
		9		275	47	12		0,9		55
•	•	9	24	175	27	11	0,36	0,5	0,13	42

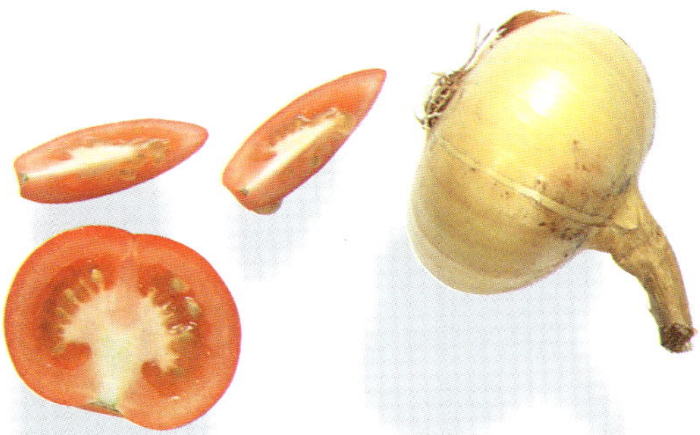

Vitamine, Mineralien und Spurenelemente in Obst
Die Daten stellen Durchschnittswerte dar, die je nach Sorte und Standort abweichen können.

	A	B_1	B_2	B_6	Niacin	Pantothensäure	C	E
Tagesbedarf	1 mg	1,1 – 1,4 mg	1,5 – 1,7 mg	1,6 – 1,8 mg	15 - 18 mg	6 mg	75 mg	12 mg
Obst	[µg]	[mg]	[mg]	[mg]	[mg]	[mg]	[mg]	
Äpfel (mit Schale)	4,3	0,04	0,03	0,1	0,1	0,1	12	•
Aprikosen	265	0,04	0,05	0,07	0,7	0,3	10	
Birnen	2,5	0,03	0,04	0,02	0,1	0,05	5	
Brombeere	45	0,03	0,04	0,05	0,04	0,25	17	
Erdbeere	3	0,03	0,06	0,06	0,6	0,26	62	
Haselnüsse	4	0,4	0,2	0,31	1,6	1,15	3	•
Heidelbeere	6	0,02	0,02	0,06	0,5	0,12	22	
Himbeeren	4	0,03	0,07	0,08	0,9	0,2	25	
Holunderbeeren (Saft)	60	0,03	0,06	0,09	1,5	0,18	26	
Johannisbeeren, Rote	4	0,04	0,03	0,05	0,3	0,06	36	
Johannisbeeren, Schwarze	13	0,05	0,05	0,06	0,3		189	
Mirabellen	38	0,06	0,04				7	
Pfirsiche	15	0,03	0,05	0,03	1	0,12	10	
Pflaumen	65	0,07	0,04	0,05	0,5	0,13	5	•
Quitten (roh)	6	0,03	0,03		0,2		14	
Sauerkirschen	50	0,05	0,06	•	0,4	•	12	
Stachelbeeren	18	0,02	0,02	0,06	0,3	0,15	34	
Süßkirschen	58	0,04	0,04	0,05	0,14	0,19	15	
Walnüsse	10	0,35	0,1	0,87	1	0,7	3	•
Weintrauben	5	0,05	0,03	0,07	0,3	0,08	4	

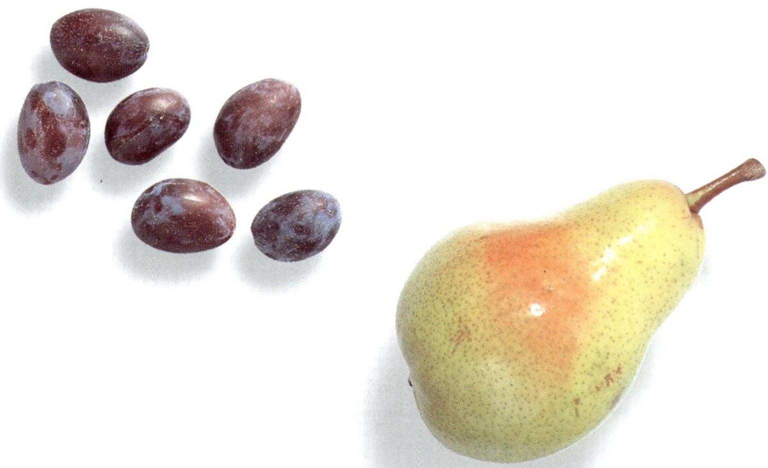

• = Spuren; Leerstelle = keine Daten

Folsäure	Biotin	Natrium	Chlorid	Kalium	Kalzium	Magnesium	Mangan	Eisen	Kupfer	Phosphor
300 µg	0,25 mg	5–7g Kochsalz		3–4 g	800 mg	300–350 mg	2–5 mg	12–18 mg	1,5–2 mg	800 mg
[µg]	[µg]	[mg]	[mg]	[mg]	[mg]	[mg]	[mg]	[mg]	[mg]	[mg]
6,5	•	3	4	144	7	6	0,07	0,5	0,08	12
3,6		2	2	280	17	9	0,2	0,6	0,12	22
14	0,1	2	4	128	9	9	0,06	0,3	0,13	13
•	•	2	15	180	44	30	0,59	0,9	0,12	30
16	4	2	11	147	24	15	0,06	1	0,13	25
71	•	2	10	630	225	150	4,2	3,8	1,35	330
6	1,1	1	8	73	13	2	2,3	0,9	0,11	11
•	•	1	22	169	40	30	0,51	1	0,13	44
17	1,8	1		288	5			1,6		45
•	2,6	1	13	238	29	13	0,6	0,9	0,12	27
•	2,4	1		310	43	17		1,3	0,12	40
		•	2	230	12	15		0,5		33
2,7–3	1,9	1	5	204	8	9	0,11	0,5	0,01	21
2–4	0,1	2	2	221	14	10	0,1	0,4	0,3	18
		3	2	201	10	8	0,04	0,7	0,13	19
•	•	2	3	114	8	8		0,5	0,07	19
	•	1	9	179	24	15	0,04	0,6	0,8	30
6	0,4	3	3	229	17	11		0,4	0,07	20
77	•	2	23	570	87	135	1,8	2,1	0,31	410
5,4	1,5	3	2	183	15	9	0,08	0,5	0,1	20

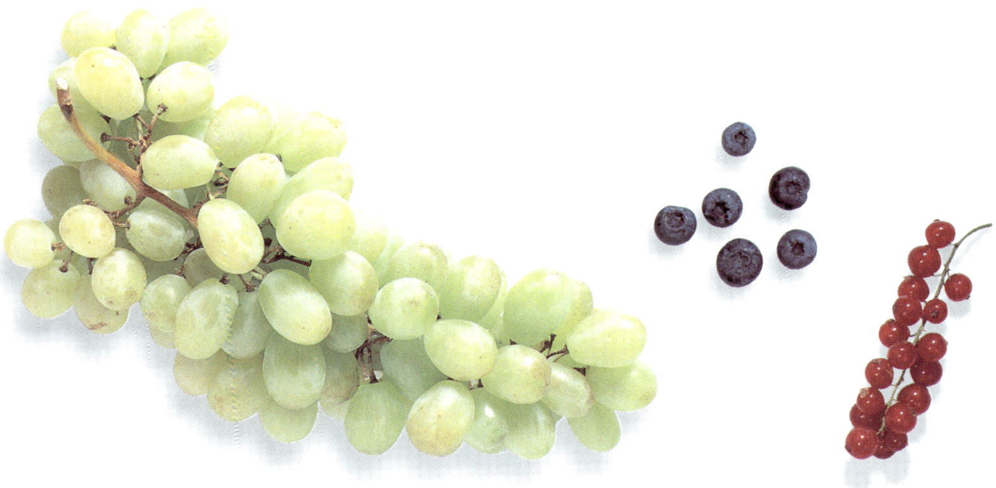

Literatur

Böhmig, U.: „Hilf dir selbst. Entschlackungs- und Entgiftungskuren", Falken Verlag GmbH, Niedernhausen (1997).

Carlsson, S.: „Die neue große Tabelle der Kalorien und Nährstoffe", Urania, Berlin (1996).

Faber, S.: „Hobbykurs Kosmetik", W. Heyne, München (1993).

Göck, R.: „Das Buch der Gewürze", Mosaik Verlag GmbH, München (1977).

Hensel, W.: „Das Kosmos Kräuterbuch", Franckh-Kosmos Verlags-GmbH, Stuttgart (1994).

Hensel, W.: „Gesund mit Heilpflanzen", Franckh-Kosmos Verlags-GmbH, Stuttgart (1995).

Höhne, A.: „Medizin am Wegesrand", W. Heyne, München (1997).

Kreuter, M.-L.: „Der Biogarten", BLV-Verlagsgesellschaft mbH, München (1988).

Marti, O.: „Sommer in der Küche", Hallwag, Bern und Stuttgart (1994).

Marzell, H.: „Geschichte und Volkskunde der deutschen Heilpflanzen", Wissenschaftliche Buchgesellschaft, Darmstadt (1967).

McIntyre, A.: „Hausmittel. Heilkräfte der Natur", Mosaik Verlag GmbH, München (1994).

Schönfelder, P. und I.: „Der Kosmos Heilpflanzenführer", Franckh-Kosmos Verlags-GmbH, Stuttgart (1991).

Stoffler, H.-D.: „Der Hortulus des Walahfrid Strabo", Wissenschaftliche Buchgesellschaft, Darmstadt (1985).

Time-Life Redaktion: „Salate auf neue Art", Time-Life, Amsterdam (1991).

Waßmann C.: „Ernährungstabellen von A – Z", H. Matthaes, Stuttgart (1982).

Wichtl, M. (Hrsg.): „Teedrogen", Wissenschaftliche Verlagsgesellschaft, Stuttgart (1989).

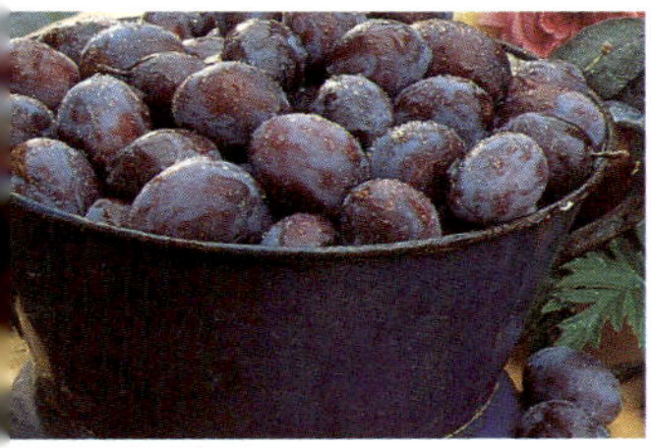

Kalorienarme Pflaumen sind die geeignete Zwischenmahlzeit.

Register

Abbildungsnachweis: Mit 185 Fotos von Urel Borstell, Essen: 8 u., 9 o., 14 o., 22/23, 28, 40 u., 43 beide, 44, 48/49, 65 o. r., 71, 74, 75, 76, 96, 103 o., 107, 122; Roland Krieg, Waldkirch: 26, 33, 40/41 o., 52, 82 o., 105; Hans E. Laux, Biberach: 30 o., 38 u., 55 o., 56 u., 58, 78 o., 79, 80 o. l., 83, 85 o., 87, 92 u., 93, 94 u., 97 beide, 98, 100 u., 104 beide, 106 o., 108, 109, 110 o., 112 beide; Hans Reinhard, Heiligenkreuzsteinach-Eiterbach: 6/7, 8 o., 19, 21, 31, 32 beide, 35, 36, 47, 50 beide, 51, 53, 54 beide, 55 u., 56 o., 60/61, 65 u. l., 66 o., 67, 69 beide, 70, 81, 100 o., 106 u.; Ralf Roppelt, Sahara-Werbeagentur, Stuttgart: 2/3 alle, 4 alle, 5 alle, 9 u., 12, 13, 18 u., 25, 27, 28/29, 30 u., 34, 37, 39, 45 alle, 46, 52, 62, 63, 64, 68 alle, 76/77 u., 86, 88, 89 u., 90 o. r., 92 o., 95, 101 beide, 111, 113, 114 alle, 115 alle, 116 alle, 117 alle, 118 alle, 119 alle, 120 alle, 121 alle; Bildarchiv Sammer, Neuenkirchen: 11, 14 u., 18 o. l., o. r., 24, 38 o., 40 o., 42, 57, 59, 66 u., 72/73, 78 u., 84, 91, 99 beide, 103 u., 110 u.; Peter Schönfelder, Pentling: 77, 80 o. r., 82 o. l., o. r., 85 u., 89 o., 90 o. l., 94 o., 102. Mit 7 farbigen Zeichnungen: 2 Zeichnungen von Gisela Dürr, München: 16/17 und Haus Rabenhorst, Unkel/Rhein: 10. Die 5 Zeichnungen auf den S. 7, 23, 49, 61, 73 stammen aus historischen Büchern und wurden fotografiert von Ralf Roppelt, Sahara-Werbeagentur, Stuttgart.

Der Autor, Dr. habil. Wolfgang Hensel, ist Botaniker und Geograph und hat sich als Autor und Übersetzer auf die verständliche Übermittlung seines Fachgebietes in Büchern und Zeitschriften spezialisiert. Er lebt mit seiner Familie in Bornheim Rösberg. Von ihm wurden schon einige Bücher im Kosmos-Verlag veröffentlicht (Das Kosmos-Kräuterbuch, Gesund mit Heilkräutern und verschiedene Kinderbücher aus der Reihe „Tierkosmos").

Mit 185 Farbfotos und sieben Farbzeichnungen.
Abbildungsnachweis siehe S. 125.

Umschlaggestaltung von Atelier Reichert, Stuttgart unter Verwendung von drei Farbfotos von Marion Nickig, Essen.

Die Deutsche Bibliothek – CIP-Einheitsaufnahme

Heilkraft aus dem Garten: Gemüse, Obst und Kräuter / Wolfgang Hensel. –
Stuttgart: Kosmos, 1998
ISBN 3-440-07457-9

© 1998, Franckh-Kosmos-Verlags GmbH & Co., Stuttgart
Alle Rechte vorbehalten
ISBN 3-440-07457-9
Grundlayout von Atelier Reichert
Scribble von Gisela Dürr, München
Lektorat: Angelika Throll-Keller, Sabine Schulz
Herstellung: Lilo Pabel
Printed in Italy/Imprimé en Italie
Satz: Steffen Hahn GmbH, Kornwestheim
Druck und Buchbinder: Westermann Druck Zwickau GmbH, Zwickau

Alle Angaben in diesem Buch sind sorgfältig geprüft und geben den neuesten Wissensstand bei der Veröffentlichung wieder. Da sich das Wissen aber laufend und in rascher Folge weiterentwickelt und vergrößert, muß jeder Anwender prüfen, ob die Angaben nicht durch neuere Erkenntnisse überholt sind. Dazu muß er zum Beispiel Beipackzettel lesen und genau befolgen sowie Gebrauchsanweisungen und Gesetze beachten.

In diesem Buch werden Hinweise zur Naturheilkunde gegeben. Nur auf die beschriebenen Arten trifft die angegebene Verwendung zu, ihr Gebrauch setzt daher ihre sichere Kenntnis voraus.
Heilpflanzentees sollten immer nur beschränkte Zeit und nicht länger als nötig eingenommen werden, auch Hausteemischungen sollte man öfter wechseln. Verschiedene Kräuter, wie z. B. Rosmarin und Salbei, dürfen nicht während der Schwangerschaft eingenommen werden. Behandelt werden dürfen nur leichtere Gesundheitsstörungen, die keine ärztliche Behandlung benötigen. Den Arztbesuch kann dieses Buch auf keinen Fall ersetzen.